Grigori Grabovoi

NORMIERUNG DER ZUSAMMENSETZUNG DER CHEMISCHEN ELEMENTE DURCH KONZENTRATION AUF ZAHLEN

Das Werk «Normierung der Zusammensetzung der chemischen Ele-mente durch Konzentration auf Zahlen» wurde erstellt von Grabovoi Grigori Petrowitsch im Jahr 2001 in russischer Sprache. Ergänzt von Grabovoi G.P.

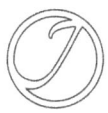

2015

Jelezky Publishing, Hamburg

www.jelezky-publishing.com

1. Auflage

Deutsche Erstausgabe, Mai 2015

© 2015 der deutschsprachigen Ausgabe

SVET UG, Hamburg (Herausgeber)

Auflage: 2015-1, 20.05.2015

Weitere Informationen zu den Inhalten:

„SVET Zentrum", Hamburg

www.svet-centre.com

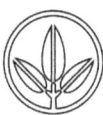

© SVET UG (haftungsbeschränkt), 2015

Die Verwertung der Texte und Bilder, auch auszugsweise, ist ohne Zustimmung des Verlags urheberrechtswidrig und strafbar. Dies gilt auch für Vervielfältigungen, Übersetzungen, Mikroverfilmung und für die Verarbeitung mit elektronischen Systemen.

ISBN: 978-3-945549-16-2   © Г. П. Грабовой, 2001

Haftungsauschluß

Die hier zuvor gegebenen Informationen dienen der Information über Methoden zur Selbsthilfe, die auch für andere Menschen anwendbar sind. Die Methoden haben sich seit vielen Jahren bewährt, doch eine Erfolgsgarantie kann nicht übernommen werden. Die vorgestellten Methoden von Grigori Grabovoi sind mentale Methoden der Ereignissteuerung. Sie basieren auf der individuellen geistigen Entwicklung.
Jeder, der diese Methoden für sich oder andere anwendet oder auch weitergibt, handelt in eigener Verantwortung.
Die Nutzung des hier vorgestellten Inhaltes ersetzt nicht den Arztbesuch und das ärztliche Tun in Form von Diagnose, Therapie und Verschreibungen. Auch die Absetzung verschriebener Medikamente darf aus dem Inhalt dieser Schrift nicht abgeleitet werden.
Wir möchten ausdrücklich darauf hinweisen, daß diese Steuerungen keine „Behandlung" im konventionellen Sinne darstellen und daher die Behandlung durch Ärzte nicht einschränken oder ersetzen sollen.

Im Zweifelsfall folgen Sie also den Anweisungen Ihres behandelnden Arztes, oder eines sonstigen Mediziners, oder Apothekers Ihres Vertrauens!
(Und erzielen dementsprechend die konventionellen Ergebnisse.)

Jelezky Publishing UG

Inhaltsverzeichnis

1. Einleitung..6

2. Liste der chemischen Elemente des Periodensystems...................9

3. Zahlenreihen für Normierung aller chemischen Elemente............19

4. Zahlenreihen für Normierung der Zusammensetzung der chemischen Elemente selbst für ein ewiges Leben......................19

5. Chemische Elemente, die Bestandteil der Zusammensetzung des menschlichen Körpers sind (mehr als 80 Elemente, ca. 30 lebensnot wendige)..24

6. Makro- und Mikro-Elemente...29
6.1. Makro-Elemente 1. Gruppe..30
6.2. Makro-Elemente 2. Gruppe..32
6.3. Mikro-Elemente 1 Gruppe...46
6.4. Mikro-Elemente 2 Gruppe...52
6.5. Mikro-Elemente 3 Gruppe...68

7. Stoffe (Verbindungen), die Bestandteil der Zusammensetzung des menschlichen Körpers sind..73

7.1 Allgemein..73

7.2 Anorganische Stoffe...................................77

7.3 Organische Stoffe......................................84

7.3 a) Kohlenhydrate.......................................84

7.3 b) Aminosäuren..91

7.3 c) Proteine..113

7.4 Enzyme-Klassen......................................115

7.5 Proteine, die unterschiedliche Funktionen im Körper ausführen..146

7.6 Hormone, Vitamine, Lipide und Fettsäuren..153

7.7 DNS...220

Einleitung

Das Denken, das die Zusammensetzung der chemischen Elemente normiert, muss man aus der Position herstellen, dass die Konzentration auf Zahlen die Zusammensetzung der chemischen Elemente für die Norm der Gesundheit und Gewährleistung des ewigen Lebens normalisiert. Gleichzeitig muss man in dieses Denken die Information darüber einschließen, dass bei der Konzentration auf Zahlen, die den chemischen Elementen entsprechen, die Normierung des Zustandes der physischen Realität geschieht aufgrund der Tatsache, dass die Strahlung Ihrer Gedanken Einfluss haben kann auf die Wellensysteme der Atome der chemischen Elemente, die eine Wechselwirkung haben mit der Information der physischen Realität.

Um zu verstehen, warum das so ist, wie Sie es sehen und die von Ihnen beobachtete Substanz nicht auf eine andere Weise erschaffen wurde, muss man versuchen in seinem Bewusstsein die Informationsform zu verbinden, die dem Stoff der physischen Realität entspricht, die den Stoff und Sie umgibt.

So können Sie den Ort der chemischen Elemente verstehen, aus denen das von Ihnen beobachtete Objekt besteht in der absoluten, aus Sicht des Schöpfers, Konstruktion der Welt.

Die Wahrnehmung eines solchen Fundortes des chemischen Elementes im Raum des eigenen Bewusstseins ermöglicht es, die Tiefenschönheit der Welt zu spüren und die Eigenschaften der chemischen Elemente harmonisch zu steuern in Richtung der Gewährleistung der Gesundheitsnorm und der Ereignisse Ihres ewigen Lebens und aller anderen.

Ein chemisches Element – eine Summe von Atomen mit gleicher Kernladung und Anzahl der Protonen, die mit der Ordnungszahl (Atomzahl) im Periodensystem übereinstimmt. Jedes chemische Element hat seine Bezeichnungen und Symbole, die in dem Periodensystem der Elemente aufgelistet sind.

Die Form der Existenz von chemischen Elementen in der freien Form sind einfache Stoffe (Einzelelemente).

In der heutigen Zeit sind 117 Elemente bekannt, 89 davon kommen in der Natur vor (auf der Erde), die anderen werden künstlich erschaffen.

In Übereinstimmung mit der Liste der chemischen Elemente des Periodensystems kann man die Normierung hervorbringen, indem man die Wechselwirkung des chemischen Elementes mit der Makroumwelt betrachtet und durch das chemische Element mit dem Bewusstsein in die Makroumwelt normiert. Daher ist diesem Fall das Steuerungssystem das Atomgewicht, das festgelegte, gemessene Eigenschaften hat. Und wenn man das äußere System der Informationsverbindungen betrachtet, die dem Atomgewicht entsprechen, dann gibt es bestimmte Veränderungen in der Informationsstruktur auf einer bestimmten Ebene der Informationskreuzung des Atomgewichtes mit der Information der äußeren Umwelt, die dem entsprechen, das die Konzentration auf Zahlen, die in dem Verbindungssystem so gebaut ist, dass es die Situation um das chemische Element herum normiert, zur Normierung der Situation im Ganzen führt.

D.h. hier ist das Prinzip der Steuerung das Prinzip der Verwendung einer entfernten Gegend des Bewusstseins, wenn die Konzentration auf einer anderen Größe im Bewusstsein zur Normierung führt, sowohl in der Größe selbst als auch drum herum. Man kann sich vorstellen, dass es im Wahrnehmungsraum Information gibt, die dem chemischen Element entspricht, und es einen Bereich gibt, der der Verbindung dieses chemischen Elementes mit den äußeren Ereignissen entspricht, und in diesem System der Konzentrationen wird eine Konzentration genau auf diesem Gebiet durch die Atommasse stattfinden.

Um die Steuerung mit der Atommasse zu verknüpfen, wird man sich eine Vergrößerung vorstellen müssen, oder eine Verkleinerung der Atommasse. Auf diese Weise wird sowohl eine Normierung der gesamten äußeren Umgebung stattfinden als auch eine Normierung der Merkmale im chemischen Element selbst.

Liste der chemischen Elemente des Periodensystems

Die Normierung der chemischen Elemente, die in der Liste der chemischen Elemente gegeben sind, für die Gewährleistung der Norm der Gesundheit und des ewigen Lebens findet statt durch die Vorstellung einer bestimmten Atommasse im Bereich des Geistes und Bewusstseins oder der gedanklichen Veränderung der Atommasse.

1 H Wasserstoff (AM. 1,00794) – für den Wasserstroff muss man sich eine Atommasse vorstellen, die **0,9** gleicht.

2 He Helium (AM. 4,002602) – für Helium muss man sich eine Atommasse vorstellen, die **3,7** gleicht.

3 Li Lithium (AM. 6,9412) – für Lithium muss man sich vorstellen, dass das gegebene chemische Element die Ordnungszahl 2 hat, und die Atommasse ist **7,35**.

4 Be Beryllium (AM. 9,0122) – für Beryllium muss man sich gedanklich vorstellen, dass seine Atommasse der **8** gleicht.

5 B Bor (AM. 10,812) – für Bor muss man gedanklich die Atommasse verringern auf **9**.

6 C Kohlenstoff (AM. 12,011) – für Kohlenstoff muss man gedanklich die Atommasse erhöhen auf **13,1**.

7 N Stickstoff (AM. 14,0067) – für Stickstoff muss man gedanklich die Atommasse verringern auf **13,78**.

8 O Sauerstoff (Am. 15,9994) – für Sauerstoff muss man gedanklich die Atommasse erhöhen auf **16,8**.

9 F Fluor (AM. 18,9984) – für Fluor muss man gedanklich die Atommasse verringern auf **17**.

10 Ne Neon (AM. 20,179) – für Neon muss man gedanklich die Atommasse verringern auf **15**.

11 Na Natrium (AM. 22,98977) – für Natrium muss man sich vorstellen, dass die Ordnungszahl des Natriums **9** ist, und die Atommasse durch die Gedankenhandlung sich verringert hat auf **21**.

12 Mg Magnesium (AM. 24,305) – für Magnesium muss man sich gedanklich vorstellen, dass die Atommasse sich verringert hat auf **20**.

13 Al Aluminium (AM. 26,98154) – für Aluminium muss man sich gedanklich vorstellen, dass die Atommasse sich verringert hat auf 25 und dann durch die Handlung der Seele das Licht seiner Seele diese verringern auf **1**.

14 Si Silizium (AM. 28,086) – für Silizium muss man die Atommasse gedanklich verringern auf **27**.

15 P Phosphor (AM. 30,97376) – für Phosphor muss man die Atommasse gedanklich verringern auf **28**.

16 S Schwefel (AM. 32,06) – für Schwefel muss man die Atommasse gedanklich verringern auf **30,97**.

17 Cl Chlor (AM. 35,453) – für Chlor muss man die Atommasse gedanklich verringern auf **30**.

18 Ar Argon (AM. 39,948) – für Argon muss man die Atommasse gedanklich verringern auf **31**.

19 K Kalium (AM. 39,0983) – für Kalium muss man die Atommasse

gedanklich vergrößern auf **43**.

20 Ca Calcium (AM. 40,08) – für Calcium muss man die Atommasse gedanklich verringern auf **39,89**.

21 Sc Skandium (AM. 44,9559) – für Skandium muss man die Atommasse gedanklich verringern auf **43**.

22 Ti Titan (AM. 47,9) – für Titan muss man die Atommasse gedanklich verringern auf **41**.

23 V Vanadium (AM. 50,9415) – für Vanadium muss man die Atommasse gedanklich verringern auf **49**.

24 Cr Chrom (AM. 51,996) – für Chrom muss man die Atommasse gedanklich verringern auf **51,8**.

25 Mn Mangan (AM. 54,938) – für Mangan muss man die Atommasse gedanklich verringern auf **53**.

26 Fe Eisen (AM. 55,847) – für Eisen muss man die Atommasse gedanklich verringern auf **54.**

27 Co Kobalt (AM. 58,9332) – für Kobalt muss man die Atommasse gedanklich vergrößern auf **60**.

28 Ni Nickel (AM. 58,7) – für Nickel muss man die Atommasse gedanklich verringern auf **51,8**.

29 Cu Kupfer (AM. 63,546) – für Kupfer muss man die Atommasse gedanklich verringern auf **63,3**.

30 Zn Zink (AM. 65,38) – für Zink muss man die Atommasse gedanklich verringern auf **63,8**.

31 Ga Gallium (AM. 69,72) – für Gallium muss man die Atommasse

gedanklich verringern auf **65**.

32 Ge Germanium (AM. 72,59) – für Germanium muss man die Atommasse vergrößern auf **73**.

33 As Arsen (AM. 74,9216) – für Germanium muss man die Atommasse verringern auf **61**.

34 Se Selen (Am. 78,96) – für Selen muss man die Atommasse verringern auf **75**.

35 Br Brom (AM. 79,904) – für Brom muss man die Atommasse verringern auf **70**.

36 Kr Krypton (AM. 83,8) – für Krypton muss man die Atommasse gedanklich verringern auf **80**.

37 Rb Rubidium (AM. 85,4678) – für Rubidium muss man die Atommasse gedanklich verringern auf **81**.

38 Sr Strontium (AM. 87,62) – für Strontium muss man die Atommasse gedanklich verringern auf **86,1**.

39 Y Yttrium (AM. 88,9059) – für Yttrium muss man die Atommasse gedanklich vergrößern auf **89**.

40 Zr Zirkonium (Am. 91,20) – für Zirkonium muss man die Atommasse gedanklich vergrößern auf **92,2**.

41 Nb Niobium (AM. 92,9064) – die Atommasse muss man gedanklich verringern auf **91**.

42 Mo Molybdän (AM. 95,94) – die Atommasse muss man gedanklich verringern auf **90**.

43 Tc Technetium (AM. 98,9062) – die Atommasse muss man gedanklich

verringern auf **94**.

44 Ru Ruthenium (AM. 101,07) – die Atommasse muss man gedanklich verringern auf **100**.

45 Rh Rhodium (AM. 102,9055) – die Atommasse muss man gedanklich verringern auf **100**.

46 Pd Palladium (AM. 106,4) – die Atommasse muss man gedanklich vergrößern auf **107,8**.

47 Ag Silber (AM. 107,868) – die Atommasse muss man gedanklich vergrößern auf **109**.

48 Cd Kadmium (AM. 112,41) – die Atommasse muss man gedanklich verringern auf **110**.

49 In Indium (AM. 114,82) – die Atommasse muss man gedanklich verringern auf **112**.

50 Sn Zinn (AM. 118,69) – die Atommasse muss man gedanklich verringern auf **115**.

51 Sb Antimon (AM. 121,75) – die Atommasse muss man gedanklich verringern auf **119**.

52 Te Tellur (Am. 127,6) – die Atommasse muss man gedanklich verringern auf **120**.

53 I Jod (AM. 126,9045) – die Atommasse muss man gedanklich verringern auf **121**.

54 Xe Xenon (AM. 131,3) – die Atommasse muss man gedanklich vergrößern auf **134**.

55 Cs Caesium (AM. 132,9054) – die Atommasse muss man gedanklich

verringern auf **131,980**.

56 Ba Barium (AM. 137,33) – die Atommasse muss man gedanklich verringern auf **135**.

57 La Lanthan (AM. 138,9) – die Atommasse muss man gedanklich verringern auf **130**.

58 Ce Zerium (AM. 140,12) – die Atommasse muss man gedanklich verringern auf **135**.

59 Pr Praseodym (AM. 140,9) – die Atommasse muss man gedanklich verringern auf **139**.

60 Nd Neodym (AM. 144,24) – die Atommasse muss man gedanklich verringern auf **111**.

61 Pm Promethium (AM. 145) – die Atommasse muss man gedanklich verringern auf **8**.

62 Sm Samarium (AM. 150,35) – die Atommasse muss man gedanklich verringern auf **19**.

63 Eu Europium (AM. 151,96) – die Atommasse muss man gedanklich verringern auf **151**.

64 Gd Gadolinium (AM. 157,25) – die Atommasse muss man gedanklich vergrößern auf **158**.

65 Tb Terbium (AM. 158,92) – die Atommasse muss man gedanklich vergrößern auf **159**.

66 Dy Dysprosium (AM. 162,5) – die Atommasse muss man gedanklich vergrößern auf **163**.

67 Ho Holmium (AM. 164,93) – die Atommasse muss man gedanklich

vergrößern auf **166**.

68 Er Erbium (AM. 167,26) – die Atommasse muss man gedanklich vergrößern auf **168**.

69 Tm Thulium (AM. 168,93) – die Atommasse muss man gedanklich vergrößern auf **170**.

70 Yb Ytterbium (AM. 173,04) – die Atommasse muss man gedanklich vergrößern auf **175**.

71 Lu Lutetium (AM. 174,97) – die Atommasse muss man gedanklich vergrößern auf **176**.

72 Hf Hafnium (AM. 178,49) – die Atommasse muss man gedanklich vergrößern auf **180**.

73 Ta Tantal (AM. 180,9479) – die Atommasse muss man gedanklich verringern auf **179**.

74 W Wolfram (AM. 183,85) – die Atommasse muss man gedanklich verringern auf **175**.

75 Re Rhenium (AM. 186,207) – die Atommasse muss man gedanklich verringern auf **179**.

76 Os Osmium (AM. 190,2) – die Atommasse muss man gedanklich verringern auf **170,8**.

77 Ir Iridium (AM. 192,22) – die Atommasse muss man gedanklich verringern auf **4**.

78 Pt Platin (AM. 195,09) – die Atommasse muss man gedanklich vergrößern auf **197**.

79 Au Gold (AM. 196,9665) – die Atommasse muss man gedanklich

verringern auf **194**.

80 Hg Quecksilber (AM. 200,59) – die Atommasse muss man gedanklich vergrößern auf **203,4**.

81 Tl Thallium (AM. 204,37) – die Atommasse muss man gedanklich verringern auf **150,1**.

82 Pb Blei (AM. 207,2) – die Atommasse muss man gedanklich verringern auf **145**.

83 Bi Bismut (AM. 208,9) – die Atommasse muss man gedanklich verringern auf **181**.

84 Po Polonium (AM. 209) – die Atommasse muss man gedanklich verringern auf **180**.

85 At Astat (AM. 210) – die Atommasse muss man gedanklich verringern auf **209**.

86 Rn Radon (AM. 222) – die Atommasse muss man gedanklich verringern auf **220**.

87 Fr Franzium (AM. 223) – die Atommasse muss man gedanklich verringern auf **214**.

88 Ra Radium (AM. 226) – die Atommasse muss man gedanklich verringern auf **14**.

89 Ac Aktinium (Am. 227) – die Atommasse muss man gedanklich verringern auf **27**.

90 Th Thorium (AM. 232,03) – die Atommasse muss man gedanklich verringern auf **230**.

91 Pa Protaktinium (AM. 231,03) – die Atommasse muss man gedanklich

verringern auf **215**.

92 U Uran (AM. 238,02) – die Atommasse muss man gedanklich verringern auf **5,8**.

93 Np Neptunium (AM. 237,04) – die Atommasse muss man gedanklich verringern auf **11,8**.

94 Pu Plutonium (AM. 244,06) – die Atommasse muss man gedanklich verringern auf **0,448**.

95 Am Americium (AM. 243,06) – die Atommasse muss man gedanklich vergrößern auf **244**.

96 Cm Curium (AM. 247,07) – die Atommasse muss man gedanklich vergrößern auf **250**.

97 Bk Berkelium (AM. 247,07) – die Atommasse muss man gedanklich vergrößern auf **255**.

98 Cf Kalifornium (AM. 251,07) – die Atommasse muss man gedanklich verringern auf **251**.

99 Es Einsteinium (AM. 252,08) – die Atommasse muss man gedanklich verringern auf **250**.

100 Fm Fermium (AM. 257,08) – die Atommasse muss man gedanklich verringern auf **138**.

101 Md Mendelevium (AM. 258,09) – die Atommasse muss man gedanklich verringern auf **150**.

102 No Nobelium (AM. 259,1) – die Atommasse muss man gedanklich verringern auf **100**.

103 Lr Lawrencium (AM. 260,1) – die Atommasse muss man gedanklich

verringern auf **14**.

104 Rf Rutherfordium (AM. 261) – die Atommasse muss man gedanklich verringern auf **89**.

105 Db Dubnium (AM. 262) – die Atommasse muss man gedanklich verringern auf **261**.

106 Sg Seaborgium (AM. 266) – die Atommasse muss man gedanklich verringern auf **265**.

107 Bh Bohrium (AM. 267) – die Atommasse muss man gedanklich verringern auf **260**.

108 Hs Hassium (AM. 269) – die Atommasse muss man gedanklich verringern auf **200**.

109 Mt Meitnerium (AM. 276) – die Atommasse muss man gedanklich verringern auf **274**.

110 Ds Darmstadtium (AM. 227) – Man muss sich auf der Atommasse **227** konzentrieren, ohne sie zu verringern oder zu vergrößern.

111 Rg Roentgenium (AM. 280) – die Atommasse muss man gedanklich verringern auf **279**.

112 Cn Copernicium (AM. 285) – Die Atommasse muss man gedanklich verringern auf **280**, danach zurückkehren zum 110. Element Darmstadtium und darin die Atommasse vergrößern auf **228**.

113 Uut Ununtrium (AM. 284) – die Atommasse muss man gedanklich verringern auf **280**.

114 Uuq Flerovium (AM. 289) – die Atommasse muss man gedanklich verringern auf **214**.

115 Uup Ununpentium (AM. 288) – die Atommasse muss man gedanklich verringern auf **218**.

116 Uuh Livermorium (AM. 293) – die Atommasse muss man gedanklich vergrößern auf **309**.

117 Uus Ununseptium (AM. 294) – die Atommasse muss man gedanklich vergrößern auf **301**.

Die Zahlenreihen, die die Zusammensetzung von gleichzeitig allen chemischen Elementen normieren, sind folgende drei Zahlenreihen: **86478194891, 31894754867, 38414756418.**

Ferner die Zahlenreihen, die den chemischen Elementen entsprechen, die Zusammensetzung der chemischen Elemente normieren für die Gewährleistung des ewigen Lebens und einer normalen Gesundheit:

1	H	Wasserstoff	– 51861431742
2	He	Helium	– 58967131874
3	Li	Lithium	– 54831621987
4	Be	Beryllium	– 31754961879
5	B	Bor	– 53864121981
6	C	Kohlenstoff	– 89751964871
7	N	Stickstoff	– 31854871964
8	O	Sauerstoff	– 53864978988
9	F	Flour	– 54831721948
10	Ne	Neon	– 64975131874

11	Na	Natrium	– 58432164879
12	Mg	Magnesium	– 58964838991
13	Al	Aluminium	– 68939758948
14	Si	Silizium	– 31874289871
15	P	Phosphor	– 38969121978
16	S	Schwefel	– 16858973942
17	Cl	Chlor	– 31684121978
18	Ar	Argon	– 31968120971
19	K	Kalium	– 50140960128
20	Ca	Calcium	– 81049631874
21	Sc	Skandium	– 53168121989
22	Ti	Titan	– 31687121984
23	V	Vanadium	– 83964721851
24	Cr	Chrom	– 31842139864
25	Mn	Mangan	– 89359121964
26	Fe	Eisen	– 31851631798
27	Co	Kobalt	– 01428101979
28	Ni	Nickel	– 31853621468
29	Cu	Kupfer	– 38459179198
30	Zn	Zink	– 89353149871
31	Ga	Gallium	– 89354610678
32	Ge	Germanium	– 31859121978
33	As	Arsen	– 36487131851
34	Se	Selen	– 34958129717

35	Br	Brom	– 36849127858
36	Kr	Krypton	– 36489121971
37	Rb	Rubidium	– 38968536408
38	Sr	Strontium	– 37849129874
39	Y	Yttrium	– 89369859391
40	Zr	Zirkonium	– 74854121878
41	Nb	Niobium	– 89384121916
42	Mo	Molybdän	– 19638549871
43	Tc	Technetium	– 31489689758
44	Ru	Ruthenium	– 34968579861
45	Rh	Rhodium	– 83971349871
46	Pd	Palladium	– 56489357869
47	Ag	Silber	– 89549359761
48	Cd	Kadmium	– 31689421758
49	In	Indium	– 31489731861
50	Sn	Zinn	– 85364931728
51	Sb	Antimon	– 31489121981
52	Te	Tellur	– 84854121764
53	I	Jod	– 54874921681
54	Xe	Xenon	– 31658979871
55	Cs	Caesium	– 36485421981
56	Ba	Barium	– 84564971989
57	La	Lanthan	– 31687121948
58	Ce	Zerium	– 36485421879

59	Pr	Praseodym	– 34864121871
60	Nd	Neodym	– 31489164878
61	Pm	Promethium	– 36874984981
62	Sm	Samarium	– 68974921989
63	Eu	Europium	– 54864121981
64	Gd	Gadolinium	– 53964121981
65	Tb	Terbium	– 89364821989
66	Dy	Dysprosium	– 31864721848
67	Ho	Holmium	– 31384961989
68	Er	Erbium	– 34854124871
69	Tm	Thulium	– 68974129871
70	Yb	Ytterbium	– 85485149871
71	Lu	Lutetium	– 89564721981
72	Hf	Hafnium	– 31564851971
73	Ta	Tantal	– 54964121989
74	W	Wolfram	– 56478121978
75	Re	Rhenium	– 31684951971
76	Os	Osmium	– 53164951981
77	Ir	Iridium	– 69839121981
78	Pt	Platin	– 19564971989
79	Au	Gold	– 19637849681
80	Hg	Quecksilber	– 58864129874
81	Tl	Thallium	– 54969121978
82	Pb	Blei	– 48964728968

83	Bi	Bismut	– 89368121941
84	Po	Polonium	– 38647548989
85	At	Astat	– 53168939871
86	Rn	Radon	– 38684549861
87	Fr	Franzium	– 19636854971
88	Ra	Radium	– 31864121874
89	Ac	Aktinium	– 36489129487
90	Th	Thorium	– 69354821871
91	Pa	Protaktinium	– 34874124898
92	U	Uran	– 39864154989
93	Np	Neptunium	– 64150106901
94	Pu	Plutonium	– 09873129874
95	Am	Americium	– 89368129318
96	Cm	Curium	– 81384154961
97	Bk	Berkelium	– 53849129178
98	Cf	Kalifornium	– 38456129471
99	Es	Einsteinium	– 34157874198
100	Fm	Fermium	– 44851661749
101	Md	Mendelevium	– 89131421987
102	No	Nobelium	– 31749867149
103	Lr	Lawrencium	– 34854124871
104	Rf	Rutherfordium	– 64974124851
105	Db	Dubnium	– 34964724981
106	Sg	Seaborgium	– 31653171848

© Г. П. Грабовой, 2001

107	Bh	Bohrium	– 14854621891
108	Hs	Hassium	– 31489121471
109	Mt	Meitnerium	– 51854261871
110	Ds	Darmstadtium	– 89471489851
111	Rg	Roentgenium	– 58458131978
112	Cn	Copernicium	– 31654831871
113	Uut	Ununtrium	– 53168121978
114	Uuq	Flerovium	– 31489151471
115	Uup	Ununpentium	– 36849129871
116	Uuh	Livermorium	– 31849121989
117	Uus	Ununseptium	– 54967121879

Im Moment sind mehr als 100 Tausend anorganische und mehr als 4 Millionen organische Verbindungen bekannt.

Chemische Elemente, die Bestandteil der Zusammensetzung des menschlichen Körpers sind.

Die Konzentration auf folgende Zahlen normiert chemische Elemente, die Bestandteil der Zusammensetzung des menschlichen Körpers sind: **51821421728**. Von allen zurzeit bekannten Elementen des Periodensystems sind mehr als **80** in der Zusammensetzung von lebenden Organismen bekannt. Bei der Konzentration auf der gegebenen Zahl **80** kann man die Steuerung durchführen, dass aus der Norm jedes Elementes eine Norm jedes anderen beliebigen Elementes entsteht. Dafür muss man erst gedanklich in den inneren Bereich die Zahl **0** und **8** platzieren, dann die **0** in den oberen Teil der inneren Acht, wie in einen Kreis, und in den unteren Teil der Acht, wie in einen zweiten Kreis. Die Acht gedanklich zusammendrücken mit dem oberen Kreis in den unteren Kreis und sich selbst empfangen, man kann ebenso jeden anderen Menschen empfangen und eine solche Norn fixieren.

Man kann sagen, dass praktisch alle Elemente, die es auf unserem Planeten gibt, im Gewebe des menschlichen Körpers vorkommen. Auf diese Weise, indem man die gegebene Information benutzt, kann man mit jedem chemischen Element, dass sich in der äußeren Umgebung befindet, eine Normierung durchführen hinsichtlich der Resonanznorm des chemischen Elementes im Menschen. Auf diese Weise kann man unnötige überflüssige Elemente entfernen oder notwendige Elemente hinzufügen. Das ist eine der Möglichkeiten der Gewährleistung des ewigen Lebens des Menschen, indem man nur chemische Elemente benutzt und deren Lage.

Ca. **30** chemische Elemente sind **lebensnotwendig** für eine normale Funktion des menschlichen Körpers. In diesem Fall kann die Konzentration so erfolgen, dass die Zahl **3** gedanklich ins Innere der Zahl **0** überführt wird, dann wird die Zahl **0** ins obere Segment der Zahl **3** überführt und schließt sozusagen die drei zu einer Acht ab, dabei bleibt der untere Teil der Zahl drei nicht geschlossen in der Mitte der gegebenen Zahl. Und, wenn man sich auf diese Konfiguration konzentriert, wird man in der Steuerung die

Norm der chemischen Elemente sehen können, die lebensnotwendig sind. Die Konzentration auf der gegebenen Informationsebene ermöglicht es bei der Notwendigkeit, schnelle Entscheidungen treffen zu müssen, eine schnelle und genaue Denkweise zu organisieren in Richtung der Aufgabe des ewigen Lebens und der ewigen Entwicklung, da bei der Aufgabe des ewigen Lebens die Notwendigkeit des schnellen Denkens dauerhaft bestehen kann, und die Nutzung der Konzentration bei den lebensnotwendigen chemischen Elementen macht es möglich, längere Zeit das Denken richtig zu organisieren.

Die Rolle dieser Elemente bei den biochemischen Prozessen, die im menschlichen Körper verlaufen, ist gut studiert. Außer ihnen gibt es in der Zusammensetzung des Gewebes des Organismus in obligatorischer Reihenfolge eine kleine Anzahl an Elementen, dessen physiologische Bedeutung nicht stark ausgeprägt ist. Aber man kann sie studieren, indem man die Struktur seines Bewusstseins so benutzt, dass man ein Element auf eine Ebene führt, die ungefähr dem Kopf des Menschen entspricht, etwa 1520 cm vor der Stirn des Menschen platziert und sieht, auf welche Weise diese Elemente den Körper beeinflussen im Ganzen oder bei einer Ereigniskonstruktion.

Wenn wir von chemischen Elementen sprechen, die Bestandteil der ein oder anderen Zelle, Gewebe, Organe, System des menschlichen Körpers sind, ist für uns ihre biologische Rolle interessant. D.h. für jedes Element im Körper gibt es Bereiche, in denen sie in größeren Mengen vorkommen. Es gibt Elemente, die Bestandteil aller Organe und physischen Systeme des menschlichen Körpers sind.

Auf diese Weise, wenn wir die beiden Bereiche der Information teilen, kann man sehen, dass der Informationsbereich, der der hauptsächlichen Stellung der Elemente im Körper entspricht, und der Informationsbereich, der dem entspricht, dass ein Element Bestandteil aller Organe und Systeme des physischen Körpers ist, sie kreuzen einander so, dass sie auf einer entfernten Bewusstseinsebene eine Acht formen. Und wenn wir die Eigenschaften dieser Acht studieren, werden wir sehen, wie der physische Körper des Menschen von den chemischen Elementen organisiert ist. Wir sehen auch, wie es erschaffen wird auf Grundlage des Prinzips des Kristallwachstums eines Stoffes, d.h. wenn aus einem Element ein anderes gebildet wird und dadurch physische Materie entsteht, die einem lebenden Objekt entspricht. Man kann sehen, wie aus den chemischen Elementen, die zur unbelebten Natur zählen, ein lebender Mensch erschaffen wird und eine lebendige Tierwelt. Diese Facette der Teilung dieser Ebene, welche in orthodoxen Systemen zur nichtlebenden Natur zählt, ermöglicht es mit der Ebene des Lebenden zu sehen, dass in der Regel jedes beliebige Informationssystem Leben schafft.

Die biologischen Eigenschaften der chemischen Elemente haben die Möglichkeit, dass die Elemente biochemische Reaktionen eingehen, biochemische Verbindungen in den Molekülen bilden, dadurch teilnehmen an der Synthese der für den Körper notwendigen Materialien, das innere Milieu des Körpers immer aufrecht erhalten – WasserSalzhaushalt, SäureBaseGleichgewicht, Thermoregulation des Körpers, die Ebene des

Hauptstoffwechsels und andere.

Diese biologischen Eigenschaften sind direkt abhängig von dem Atomaufbau dieser Elemente: deren Protonenzahl, Neutronenzahl, Elektronen und deren Verteilung um den Atomkern. Das Atom eines chemischen Elementes – ist sein kleinster Teil, die seine Eigenschaften besitzt.

Wenn man diesen Informationsbereich, der dem Atom entspricht, isoliert und auf die Segmente dezentralisiert, die den spezifischen Eigenschaften entsprechen, kann man sehen, dass das Atom auf die äußere Makroumgebung wirkt, da die verschiedenen Eigenschaften des Atoms unter anderem auch den Zustand der äußeren Makroumgebung bestimmen.

Damit man sich den Atomaufbau jedes chemischen Elementes bildhaft vorstellen kann, und in den kommenden Teilen des Buches auch den Molekülaufbau organischer Stoffe, wird für jedes Element und für manche Moleküle für Sie ein Bild dargestellt sein. Solche Bilder ermöglichen es intensiver und spezifischer eine Konzentration auf den Zahlen durchzuführen, die die Zusammensetzung der chemischen Elemente des Körpers normieren.

Wenn man diese Bilder wahrnimmt, wird man in bestimmten Fällen das Vorhandensein des weißen oder silberweißen Lichtes sehen können, welches fixieren wird, dass bei der Arbeit mit diesen Bildern man seine Aufmerksamkeit auf diesen Farbbereichen des Bildes regelmäßig konzentrieren sollte.

Die Verteilung der Elemente im menschlichen Körper.

Alle chemischen Prozesse, die Bestandteil des menschlichen Körpers sind, werden in Abhängigkeit ihres prozentualen Anteils in Makroelemente und Mikroelemente geteilt. Man kann sich gedanklich den Bereich der Makroelemente und der Mikroelemente vorstellen. Dann versuchen, diese beiden Bereiche gedanklich eine neben der anderen zu bewegen und man kann sehen, dass die Strahlung, die diese beiden Bereiche verbindet, den Körper des Menschen bildet.

Auf diese Weise kann man die Bildung bestimmter Organe sehen. Im Bezug auf die Normierung der Wiederherstellung bestimmter Organe kann diese Technologie dazu führen, dass wenn man gedanklich die Zahlenreihen ausführt, die den chemischen Elementen entsprechen, man sehen kann, von welchem Element es im Inneren des Körpers z.B. zu wenig oder zu viel gibt – und auf diese Weise die Anzahl der Makround Mikroelemente normieren.

Warum kann man die Teilung und Makround Mikroelemente als bedingt bezeichnen? Weil diese Teilung kein Anzeichen für die Bedeutung des jeweiligen Elementes im Körper ist. Viele Mikroelemente, trotz der Tatsache, dass sie sich in geringer Zahl im menschlichen Körper befinden, haben eine wichtige physiologische Bedeutung, und schon deren geringe Zunahme oder Abnahme im Gewebe und in den Zellen kann ernsthaft den Gesundheitszustand des Menschen beeinflussen. Deshalb muss man bei der Steuerung jedes Element und dessen Wirkung auf den Körper genau betrachten. D.h. stellen Sie sich gedanklich alle

Elemente vor, die Bestandteil des menschlichen Körpers sind, wie auf einem besonderen Blatt Papier, auf Whatmanpapier, das sich direkt vor Ihnen befindet, und sehen Sie zu, wie jedes Element abhängig von seiner Bedeutung für den Körper auf diesen wirkt. Nehmen Sie wahr, wie der Strahl, der vom Element zu Ihrem Körper geht, stärker oder schwächer Bereiche des Körpers beleuchtet und das Leuchten Ihres Körpers stärker oder schwächer macht. Wenn mehr – dann hat das Element folglich mehr Einfluss auf Ihren Körper. Das Mikroelement «Eisen» z.B. macht 0,01% der Gesamtmasse des Menschen aus, aber dafür ist dieses Element «Fe» ein Bestandteil der Eiweiße, die Verantwortlich sind für den Transport des Sauerstoffes und Kohlendioxids im Körper. D.h. genau der Teil des Proteinmoleküls – Hämoglobin, in dem sich das Eisenatom befindet, kann Sauerstoff binden und zu allen Zellen und Geweben des physischen Körpers des Menschen transportieren.

Folglich, wenn man die Konzentration in Form der Zahlenreihe benutzt, die dem chemischen Element «Fe» entspricht, normieren wir seinen Bestand im Körper und dementsprechend die mit ihm verbundenen Funktionen, wodurch wir den Gesundheitszustand verbessern. Derselbe Effekt entsteht bei Konzentrationen, die zu anderen chemischen Elementen gehören, die Bestandteil des menschlichen Körpers sind.

Makroelemente kann man wiederum in zwei Teile teilen.

Der erste – sind Elemente, die Grundlage organischer Verbindungen sind: **Sauerstoff** (62%), **Kohlenstoff** (21%), **Wasserstoff** (10%) und **Stickstoff** (3%). Sauerstoff und Wasserstoff sind auch noch

Bestandteil des Wassers. Wenn Sie die Gesamtsteuerung betrachten vom Gesichtspunkt der Wechselwirkung mit der Außenumgebung des Körpers und der Steuerung der Ereignisse, kann man sehen, dass, da Wasser aus denselben chemischen Elementen besteht, hat es eine Wirkung auf die Ereigniskonstruktion aus Sicht der Informationsmasse im kollektiven Bewusstsein. Logisch gesehen ist das klar, da der Mensch ständig Wasser zu sich nimmt, aber auch vom Gesichtspunkt des Steuerungssystems der Ereignisse kann man durch das Wasser ein Steuerungssystem aufbauen, die an die Funktion des Gehirns erinnert. D.h. man kann sich gedanklich vorstellen, dass im Wasser eine bestimmte Komponente entsteht, die dann auf die Ereignisse wirkt, sagen wir – das Formen von Informationen, die auf die Steuerungsstruktur der Welt Einfluss haben. Und dann erlaubt dieses Verfahren einigen Steuerungsvorlagen sich vorzustellen, dass sie im Wasser hergestellt werden, dann die Form zum Vorschein zu bringen und Steuerung herzustellen. Genauso wie ein Atom eines chemischen Elementes in einem bestimmten Wellenband eine Struktur ausstrahlen kann, die Einfluss hat auf die gesamte äußere Welt, genau so kann man auf der Ebene des Denkens arbeiten, wenn das Denken Steigerungsformen hervorbringt. Dann, mit einem solchen eigenartigen Konstrukteur, führen Sie diese Formen in die notwendigen Orte ein, und Sie bekommen die nötige Steuerung, und genau diese Steuerung ist gut für die Technologien des ewigen Lebens, wenn eine höhere Redundanz auch Sicht der Energie von Nöten ist, d.h. Ausdauer, in der Steuerung. Ausdauer in der Steuerung eine wichtige Eigenschaft, die darüber aussagt, dass wenn man längere

Zeit die Kontrolle behält, man mehr in den Steuerungssystemen für die zukünftigen Ereignisse arbeiten kann, die wichtig sind für die Gewährleistung des ewigen Lebens und gleichzeitig die Kontrollfähigkeit vergangener Ereignisse zu entwickeln in Richtung des ewigen Lebens.

Die Prozentangaben in Klammern, die im Text nach dem Namen des Elementes auftauchen, geben den ungefähren Prozentsatz des jeweiligen Elementes in einem gesunden menschlichen Körper an. D.h. etwas **96%** der Masse des menschlichen Körpers machen diese Makroelemente aus, sie sind Bestandteil aller Zellen und Gewebe des Körpers. Ausgehend von dieser Zahl **96%** kann man die Steuerung des Systems realisieren, indem man annimmt, dass 96% der Steuerungsform sich in wässriger Umgebung bildet. D.h. stellen Sie sich gedanklich vor, wie es sich im Wasser bildet, und die restlichen 4% ist eine Transportform, die etwa 3,9% eine Bewegungsebene ist und der Rest – ist die Bildung des Steuerungsraums.

Die zweite Gruppe der Makroelemente macht insgesamt ca. 3,5% der Masse des menschlichen Körpers aus. Dieser Prozentsatz sind folgende Elemente: **Kalium, Natrium, Calcium, Chlor, Magnesium, Phosphor, Schwefel.** In diesem Fall kann man einen Teilbereich der Steuerung so zuweisen, indem man sich auf die Informationssphäre konzentriert, die Calcium entspricht, und dabei die Steuerung durch andere Elemente herstellt, wie Kalium, Natrium, Chlor, Magnesium, Phosphor, Schwefel. Und dementsprechend kann man unter diesen Elementen so praktizieren, dass wenn man die Sphäre nimmt, die Kalium steuert, kann man die

Steuerung mit Natrium, Calcium, Chlor, Magnesium, Phosphor, Schwefel herstellen. Aus jedem Element kann man ein anderes Steuern.

Die sogenannten **Mikroelemente** machen bloß 0,5% der Körpermasse des Menschen aus. Die wichtigsten Mikroelemente für die Körperfunktion werden später hier im Buch beschrieben.

Die Bilder, die zu den Elementen gehören, die Teil des physischen Körpers des Menschen sind, enthalten folgende Information:

die Ordnungszahl der Stelle im Periodensystem der Elemente;

das Symbol des chemischen Elementes;

die Atommasse des chemischen Elementes;

der Name des chemischen Elementes.

Bei der Wahrnehmung des Namens des chemischen Elementes versuchen Sie, die Information wahrzunehmen, die zeigt, wie der Name des chemischen Elementes im kollektiven Bewusstsein konkret auf die Lage des gegebenen Elementes in Ihrem Körper oder woanders hinweist. Wenn man diesen Steuerungsweg kennt, kann man die Steuerung des ewigen Lebens realisieren, einfach nur indem man den Namen des chemischen Elementes kennt und im Inneren dieses Bereiches arbeitet, aus dem man auch auf jedes andere chemische Element Wirkung ausüben kann.

Des Weiteren ist im unteren Teil der Bilder jeweils die Elektronenkonfiguration des Atoms des chemischen Elementes dargestellt, wo:

Durch die Zahlen 1,2,3,4,5,6,7 sind das Elektronenniveau oder die Elektronenschichten gekennzeichnet, dessen Anzahl in den Atomen von der Zahl der Elektronen abhängt. Versuchen Sie, bei der Steuerung auch die Information mit folgendem Ziel zu betrachten: was sich zwischen diesen Elektronenschichten befindet;

Die Elektronenorbitale jedes Niveaus sind durch die Buchstaben «s», «p», «d», «f» gekennzeichnet. Bei der Wahrnehmung der Elektronenorbitale jedes Niveaus versuchen Sie wahrzunehmen, wie sie die Materie als solche reproduzieren sowohl im Inneren des chemischen Elementes als auch bei einer Entfernung und auch bei einer unendlichen Entfernung;

Durch den Kopfindex ist die Zahl der Elektronen in einem bestimmten Orbital gekennzeichnet. Bei der Wahrnehmung der Elektronen versuchen Sie die innere Struktur des Weltbildes des Elektrons wahrzunehmen, wie dieses auch Sicht des Bewusstsein aufgebaut ist und welche Wirkung es auf die ganze Welt hat, auf sich selbst, und ob das Elektron eine Bewegungsstruktur hat, die dem System des menschlichen Denkens ähnelt.

Die Summe aller Indexe – ist die Gesamtzahl der Elektronen, die es im Atom des Elementes gibt, das sich im neutralen Zustand befindet. Wenn man sich die Eigenschaften der Gesamtzahl der Elektronen anschaut, kann man sehen, dass man durch die Elektronen die Bildung seiner Gedanken beeinflussen kann, die ein Steuerungsniveau haben, das man direkt in die Steuerungsebene einführt, und nicht z.B. irgendeine Ebene durch verschiedene Steuerungssysteme erreicht. Dies ist ein wichtiges Merkmal der Steuerung, da die Elektronen überall sind, und Sie synchronisieren die Bewegung der Elektronen im Hinblick darauf, wie sie den Gedanken bilden, mit Elektronen, die das nötige Ereignis besagen, und Sie bekommen einen eigenartigen, man könnte sagen «Strom» der Bewegung der Realität in Richtung der Realisierung der Ereignisse. Besonders diese Technologien sind nützlich bei den Technologien des ewigen Lebens, da in diesem Fall die natürliche Beschaffenheit der Welt es ermöglicht, ein Ereignis ohne besonderes System zu bilden und ohne große Einbußen der Steuerungsenergie.

Aus Sicht der Quantenmechanik ist die Elektronenkonfiguration – eine komplette Aufzählung von EinElektronenWellenfunktionen, aus denen man bei ausreichender Genauigkeit eine komplette Wellenfunktion des Atoms erstellen kann.

Als ich meine Prüfung in dem Fach der Quantenmechanik bestanden habe, das Teil der Ausbildung war für den Beruf des «Mechanikers» an der Fakultät für angewandte Mathematik und Mechanik der staatlichen Universität von Taschkent, hat das bei mir den Wunsch geweckt, den Bereich der Quantenmechanik tiefer zu erforschen, in Hinsicht ihrer Wirkung auf die Makroprozesse. Bei physischen und mathematischen Berechnungen für die Grundlage meiner Erfindung «Methoden des Verhinderns von Katastrophen und Geräte für dessen Umsetzung» habe ich festgestellt, dass die Welle der Gedankenstrahlen, dessen Länge man durch das Bewusstsein verändern kann, Einfluss hat auf die Wellenfunktion des Atoms und diese auch umwandeln kann. Das hat zu der wissenschaftlichen Schlussfolgerung geführt, dass bei Vergrößerung der Intensität der Gedankenstrahlung mit Kristallsystemen, man den Zustand der Makroumgebung normieren kann bis zur Ebene der Wechselwirkung der Elemente der physischen Realität und der Wellensysteme der Atome der chemischen Elemente, die der Norm des Menschen entsprechen.

Eine Folge der Untersuchungen dieses Prozesses ist, dass die Prozesse der Strahlung, die dem menschlichen Denken ähnlich sehen oder durch Verstärkung der Strahlung der menschlichen Gedanken durch Kristallsysteme, gibt es die Möglichkeit, auf diese Weise die Wellensysteme der Atome so umzuwandeln, dass man die notwendigen Stoffe erhält, d.h. eine Art «Tischlein – deck dich» zu erschaffen.

Da man im Prinzip auf diese Weise den notwendigen Stoff bekommen kann, kann man erst recht die Zusammensetzung der chemischen Elemente normieren auf eine Weise, dass die chemischen Elemente bei einer solchen Normierung die Norm der Gesundheit oder das ewige Leben gewährleisten.

Makroelemente

Sauerstoff – O (62%)

```
8           O
15,9994
         кислород
```

$1s^2 2s^2 2p^4$

$1^2 5^2 5 b_4$

Die Hauptfunktion des Sauerstoffs im Körper ist es, verschiedene Verbindungen zu oxidieren. Sauerstoff ist ein Bestandteil des Wassers, der wichtigsten Verbindung des Körpers, aber auch von Proteinen und Nukleinsäuren. Sauerstoff ist notwendig für eine große Zahl an biochemischen Prozessen im Körper.

Für den Sauerstoff muss man sich auf den beiden Symbolen konzentrieren, die die Elektronenkonfiguration beenden, d.h. auf «p» und Index «4». Man kann sich auch auf dem gespiegelten Teil konzentrieren und versuchen, den gespiegelten Teil der Elektronenkonfiguration mit dem Teil zu verbinden, der oben abgebildet ist und eine Sphäre der Steuerung zu bekommen, die den Sauerstoff steuern kann. Dann sich mit dieser Sphäre verbinden in der Struktur seines Denkens und dementsprechend Sauerstoff in der nötigen Menge bilden im Inneren des Körpers oder z.B. in einem Gebäude.

Kohlenstoff – C (21%)

$$\begin{array}{c} 6 \quad\quad C \\ \hline 12{,}011 \\ \text{углерод} \end{array}$$

$1s^2 2s^2 2p^2$

$1^2, 5^2, 5b_2$

Das wichtigste biogene Element, das die Grundlage des Lebens auf der Erde bildet, die Struktureinheit einer riesigen Zahl an organischen Verbindungen, die am Aufbau des Körpers und dessen Lebensfähigkeit beteiligt sind. Die Entstehung des Lebens auf der Erde wird in der modernen Wissenschaft betrachtet als ein komplexer Evolutionsprozess von Kohlenstoffverbindungen.

Für die Normierung der Zusammensetzung der chemischen Elemente muss man sich auf dem ersten Symbol der Elektronenkonfiguration konzentrieren, d.h. auf der «1», ebenso auf den drei Symbolen, die die Elektronenkonfiguration beenden, d.h. auf «2», «p» und Index «2».

Wasserstoff – H (10%)

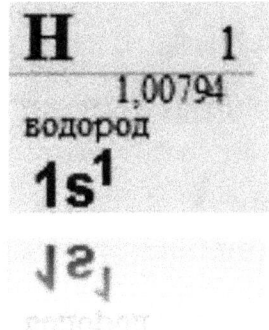

Ist Bestandteil der wichtigsten Verbindung im Körper –Wasser. Je nach Körpermasse enthält der Mensch - 50 - 70%.

Für Wasserstoff muss man sich auf dem Symbol «1» der Elektronenkonfiguration konzentrieren.

Stickstoff – N (3%)

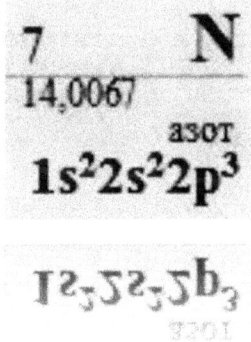

Die biologische Rolle von Stickstoff ist bedingt durch seine Verbindungen.

Stickstoff ist Bestandteil von Aminosäuren, also auch Bestandteil von Proteinen; und auch von Nukleotiden, d.h. auch Bestandteil der DNS und RNS. Stickstoff ist Bestandteil von Hämoglobin und einigen Hormonen. Für Stickstoff muss man sich auf dem Symbol «1» konzentrieren, dann auf dem Symbol «s» und Index «2», d.h. auf den ersten drei Symbolen der Elektronenkonfiguration.

Calcium – Ca (2%)

$$\frac{Ca \quad 20}{40,078}$$
кальций

$$1s^2 2s^2 2p^6 3s^2 3p^6 4s^2$$

Calcium ist in allen Geweben des Körpers enthalten. Am meisten Calcium ist in den Knochen zu finden. Calcium ist bei dem Prozess der Muskelkontraktion beteiligt, ist notwendig für eine normale Funktion des Nervensystems, ist wichtig für den Prozess der Blutgerinnung, eine normale Herzaktivität und Mineralisierung von Zähnen.

Für Calcium muss man sich auf den ersten sechs Symbolen der Elektronenkonfiguration konzentrieren, also auf «1», «s», «2», «2», «s», «2».

Phosphor – P (1%)

15   **P**
30,97376
фосфор

$1s^2 2s^2 2p^6 3s^2 3p^3$

Phosphor ist Bestandteil von Knochen, ist beteiligt am Eiweißstoffwechsel, ist Teil der DNS und RNS, reguliert das SäureBaseGleichgewicht des Blutes, die Phosphorverbindung –ATP – speichert Energie, die frei wird als Folge vieler biochemischer Prozesse des Körpers, ist in den roten Blutkörperchen enthalten.

Bei Phosphor muss man sich für die Normierung der Zusammensetzung der chemischen Elemente auf den ersten beiden Symbolen der Elektronenkonfiguration konzentrieren, d.h. auf «1» und «s».

Kalium – K (0,23%)

K   19
39,0983
калий

$1s^2 2s^2 2p^6 3s^2 3p^6 4s^1$

© Г. П. Грабовой, 2001

Kalium spielt eine wichtige Rolle beim Stoffwechsel, ist notwendig für eine normale Herzmuskelfunktion und die der Skelettmuskeln. Fördert die Ausscheidung von überschüssigen Flüssigkeiten aus dem Körper.

Für Kalium muss man sich auf den ersten beiden Symbolen und auf den letzten drei Symbolen der Elektronenkonfiguration konzentrieren, d.h. auf «1», «s», «4», «s», Index «1».

Schwefel – S (0,16%)

$$\frac{16 \quad S}{32,066}$$
сера
$$1s^2 2s^2 2p^6 3s^2 3p^4$$

Schwefel ist Bestandteil von Aminosäuren – Cystein und Methionin, von Vitaminen und des Pankreashormons – Insulin. Spielt eine wichtige Rolle bei der Aktivierung von Enzymen in den Prozessen der Gewebeatmung. Neutralisiert toxische Produkte.

Für Schwefel muss man sich auf den ersten beiden Symbolen der Elektronenkonfiguration konzentrieren, also auf «1», «s».

Chlor – Cl (0,1%)

17 Cl
35,453
хлор

$1s^2 2s^2 2p^6 3s^2 3p^5$

Chlor ist beteiligt bei der Aufrechterhaltung des osmotischen Gleichgewichts und der Regulierung des WasserSalzStoffwechsels. Ist ein Teil der Salzsäure im Magen.

Für Chlor muss man sich auf den ersten fünf Symbolen der Elektronenkonfiguration konzentrieren, also auf «1», «s», Index «2», «2», «s».

Natrium – Na (0,08%)

Na 11
22,98977
натрий

$1s^2 2s^2 2p^6 3s^1$

Natrium ist in Verbindung mit Chlor eine der wichtigsten Komponenten von Blutplasma, spielt eine wichtige Rolle bei der Sicherstellung des WasserSalzhaushaltes im Körper, für die normale Arbeit des

Nervensystems, ist am Glukosetransport und von Aminosäuren in die Zellen des Körpers beteiligt, ist am Muskelkontraktionsprozess beteiligt. Beugt Sonnenstich und Hitzschlag vor.

Für die Normierung der Zusammensetzung von Natrium im Körper muss man sich auf der gesamten Elektronenkonfiguration konzentrieren, und ebenso auf dem gespiegelten Teil der Elektronenkonfiguration. Wenn man dann die Trennung zwischen dem gespiegelten Teil der Aufnahme und der Aufnahme der Elektronenkonfiguration selbst betrachtet, muss man sich den Prozess der Bildung des Körpers anschauen, wo zusammen mit Natrium andere chemische Elemente beteiligt sind an der Bildung des Körpers, und eine bestimmte Geschwindigkeit beim Wachstum der Informationsprozesse aufstellen, die das ewige Leben des Menschen sicherstellen. Versuchen Sie, bereits die zukünftigen Ereignisse, die notwendig sind für das ewige Leben des Menschen, mit den notwendigen Elementen auszufüllen und dementsprechend diese im Voraus zu normieren, da mit der Wirkung der Zeit es in manchen Fällen nötig ist, den Prozess der Normierung zu erhöhen.

Hier gibt es ein Gesetz, nach dem alle 100 Jahre des Lebens des Menschen sich der Prozess der Normierung des Menschen um weitere 100 Jahre um das Doppelte erhöhen muss in der Geschwindigkeit und sich um eine gewisse Größe beim Inhalt der Handlungen vergrößern muss. Folglich muss man mit dem Lauf der Zeit auch die Steuerungsgeschwindigkeit entwickeln, die für das ewige Leben des Menschen notwendig ist. Bei den Technologien der ewigen Entwicklung ist die Tatsache von Bedeutung, dass bei einigen Wiederholungen dieser hundertjährigen Perioden für den menschlichen Körper weiterhin für längere Zeit sich ein festes System der Entwicklung des Körpers einstellt, wenn der Körper sich selbst entwickelt und das Bewusstsein schon auf eine Erkenntnis eines anderen Realitätssystems gerichtet ist, und nicht nur auf die Steuerung, die gerichtet ist auf die Sicherstellung des ewigen Lebens des menschlichen Körpers.

Magnesium – Mg (0,027%)

Mg 12
24,305
магний
$1s^2 2s^2 2p^6 3s^2$

In Form von Salzen ist Magnesium Bestandteil des Blutserums, der Erythrozyten, des Knochen und Zahngewebes. Magnesium beeinflusst den Tonus der koronaren und peripheren Arterien.

Magnesium ist aktiv am Stoffwechsel beteiligt, da es die Enzyme aktiviert. Magnesium ist notwendig für die normale Funktion des Nervensystems, die Arbeit der Skelettmuskeln und Herzmuskeln und für die Knochenbildung.

Für Magnesium für die Normierung der Zusammensetzung der chemischen Elemente ist die Konzentration auf den ersten beiden Symbolen der

Elektronenkonfiguration auf «1» und auf «s».

Mikroelemente

Es gibt verschiedene Klassifikationen von Mikroelementen. Eine von ihnen teilt die Mikroelemente in drei Gruppen, abhängig von ihrer Bedeutung für die Lebensfunktion des Körpers.

Erste Gruppe

Die Mikroelemente, die zusammen mit den oben aufgezählten Makroelementen lebensnotwendig sind, sind ständig im menschlichen Körper enthalten. Sie sind Bestandteil von Enzymen, Hormonen und Vitaminen. Die Rolle dieser Elemente ist sehr wichtig für die Erhaltung der Gesundheit des Menschen.

Eisen – Fe (0,01%)

$$\mathrm{Fe} \quad \frac{26}{55{,}847}$$

железо

$$1s^2 2s^2 2p^6 3s^2 3p^6 4s^2 3d^6$$

Ist Bestandteil von Hämoglobin – dem Eiweiß, das im Körper für den Sauerstofftransport zuständig ist; ist Bestandteil von Myoglobin als Depot von Sauerstoff im Muskel; Eisen ist auch Bestandteil von Enzymen und ist dadurch beteiligt an Redoxreaktionen.

Für Eisen muss man für die Normierung der Zusammensetzung der chemischen Elemente muss man sich auf den ersten vier Symbolen der Elektronenkonfiguration konzentrieren, d.h. auf «1», «s», Index «2», «2».

Kobalt – Co

Co 27
58,9332
кобальт
$1s^2 2s^2 2p^6 3s^2 3p^6 4s^2 3d^7$

Kobalt ist Bestandteil des Vitamins B12, das am Prozess der Blutbildung beteiligt ist. Kobalt ist Bestandteil einiger Enzyme.

Für Kobalt muss man sich auf den ersten acht Symbolen der Elektronenkonfiguration konzentrieren, d.h. auf «1», «s», Index «2», «2», «s», Index «2» «2», «p».

Kupfer – Cu

29 **Cu**
63,546
медь

$1s^2 2s^2 2p^6 3s^2 3p^6 4s^1 3d^{10}$

$1з,5з,5b_6,3з,3b_6,4з,3q_{10}$

Kupfer ist Bestandteil von Myoglobin (SauerstoffBindungsprotein der Skelett und Herzmuskeln), ist an der Blutbildung beteiligt (Hämoglobinbildung und Reifung der roten Blutkörperchen), ist Bestandteil von Enzymen, Nierennebendrüsenhormonen, ist an der Gewebeatmung beteiligt, ist an der Bildung von Bindegewebe und Knochen beteiligt, an der Melaninsynthese in der Haut, an der Kollagen und Elastinsynthese im Gewebe und ist ein Antioxidans.

Für Kupfer muss man sich auf dem ersten Symbol der Elektronenkonfiguration konzentrieren, d.h. auf «1».

Jod – I

53 **I**
126,9045
йод

$1s^2 2s^2 2p^6 3s^2 3p^6 4s^2 3d^{10} 4p^6 5s^2 4d^{10} 5p^5$

$1з,5з,5b_6,3з,3b_6,4з,3q_{10},4b_6,2з,4q_{10},2b_5$

Jod ist Bestandteil von Schilddrüsenhormonen, die von der Schilddrüse produziert werden – Thyroxin und Trijodthyronin, viele vielseitige Auswirkungen haben auf das Wachstum, Entwicklung und Stoffwechsel des Körpers.

Für Jod muss man sich auf den ersten zwei Symbolen der Elektronenkonfiguration konzentrieren, also auf «1» und «s».

Mangan – Mn

Mn 25
54,9380
марганец
$1s^2 2s^2 2p^6 3s^2 3p^6 4s^2 3d^5$

Mangan hat Einfluss auf das Wachstum des Körpers, die Blutbildung und Funktion der Geschlechtsdrüsen. Mangan ist Bestandteil von 12 verschiedenen Enzymen, ist am Fett und Kohlenhydratstoffwechsel beteiligt (Synthese und Sekretion von Insulin), bei der Bildung von Knochen und Bindegewebe. Ist ein Antioxidans. Mangan ist bei der Bildung von Prothrombin für die Blutgerinnung beteiligt.

Für Mangan muss man sich auf den ersten drei Symbolen der Elektronenkonfiguration konzentrieren, d.h. auf «1», «s» und Index «2». Die Normierung der Menge an Mangan im Körper normalisiert das Wachstum des Körpers, demensprechend regelt sich auch alles andere, was mit Mangan zu tun hat aus Sicht seiner Wirkung auf den Körper.

Molybdän – Mo

Mo 42
95,94
молибден
$1s^2 2s^2 2p^6 3s^2 3p^6 4s^2 3d^{10} 4p^6 5s^1 4d^5$

Molybdän ist Bestandteil einer Reihe von Enzymen, von denen eines an der Regulation des Harnsäurestoffwechsels beteiligt ist. Molybdän ist eine Komponente des Systems der Gewebeatmung. Molybdän erhöht die Synthese von Aminosäuren und verbessert die Ansammlung von StickstoffAkkumulationen im Körper. Ist beteiligt am Schutz gegen toxische Wirkungen chemischer Stoffe und Arzneimittel.

Für die Handlung, die auf die Sicherstellung der Molybdännorm ausgerichtet ist, muss man sich auf den ersten vier Symbolen der Elektronenkonfiguration konzentrieren, d.h. auf «1», «s» Index «2» und «2».

Zink – Zn

30 **Zn**
65,39
цинк
$1s^2 2s^2 2p^6 3s^2 3p^6 4s^2 3d^{10}$

Zink ist Bestandteil von mehr als 100 Enzyme sowie vieler wichtiger Hormone und Vitamine, ist ein notwendiges Element für die normale Funktion aller Zellen des Körpers. Zink ist Bestandteil von Insulin, das den Kohlenhydratstoffwechsel reguliert. Ist an der DNS und Eiweißsynthese beteiligt. Schützt die Zellen vor organischen Toxinen, Schwermetallen, Strahlung und Endotoxinen.

Für Zink muss man sich auf dem ersten Symbol der Elektronenkonfiguration konzentrieren, d.h. auf der «1».

Vanadium – V

V 23
50,9415
ванадий
$1s^2 2s^2 2p^6 3s^2 3p^6 4s^2 3d^3$

Vanadium ist am Stoffwechsel von Glukose und Cholesterin beteiligt, an

© Г. П. Грабовой, 2001

der Regulationstätigkeit des Herzkreislaufsystems und am Stoffwechsel von Knochenund Zahngewebe.

Für Vanadium muss man sich auf den ersten zwei Symbolen der Elektronenkonfiguration konzentrieren, also auf «1» und «s».

Zweite Gruppe

Mikroelemente, die ständig im Körper des Menschen enthalten sind, aber deren biologische Bedeutung wenig erforscht oder gar unbekannt ist.

Selen –Se

34   **Se**
78,96
селен
$1s^2 2s^2 2p^6 3s^2 3p^6 4s^2 3d^{10} 4p^4$

Aktiviert die Hormone der Schilddrüse und der peripheren Gewebe, erhöht die Aktivität von Lymphozyten. Ist ein Immunmodulator. Ist Bestandteil von dem Enzym, das die Zellen vor der zerstörerischen Wirkung des Wasserstoffperoxids schützt.

Für Selen muss man sich auf den ersten beiden Symbolen der Elektronenkonfiguration konzentrieren, d.h. auf «1» und «s».

Chrom – Cr

$$\frac{Cr \quad 24}{51,9961}$$
хром
$$1s^22s^22p^63s^23p^64s^13d^5$$

1а,5а,5b,3а,3b,4а,3q,

Ist am Kohlenhydratstoffwechsel beteiligt – verstärkt die Wirkung von Insulin und ist an Proteinsynthese beteiligt. Reguliert das Niveau der Lipide im Blut.

Für Chrom muss man sich auf dem ersten und den letzten beiden Symbolen der Elektronenkonfiguration konzentrieren, d.h. auf «1», «d» und Index «5».

Nickel – Ni

$$\frac{Ni \quad 28}{58,69}$$
никель
$$1s^22s^22p^63s^23p^64s^23d^8$$

1а,5а,5b,3а,3b,4а,3q,

Ist Teil des Enzyms Urease.

Für Nickel muss man sich auf dem zweiten und dem vorletzten Symbol der Elektronenkonfiguration konzentrieren, also auf «s» und «d». Hier kann man sich ebenso durch die Zahl konzentrieren, die sich neben dem Symbol «s» befindet – die Zahl 2. Man kann sich erst auf der Zahl 2 konzentrieren, seine Strahlung in Richtung «s» betrachten und die Zahl bestimmen, die dem Symbol «s» in der Steuerung entspricht. Man kann das Maß der Steuerung über die Zeit bestimmen – das sind bestimmte Klicks, die bei der Wahrnehmung an den Klang einer Art von Metronom erinnern. Man kann z.b. «s» so wahrnehmen, dass diesem Symbol zwei Klicks entsprechen. Dementsprechend kann man «d» als acht Klicks der Steuerung wahrnehmen – dies ist eine bestimmte Steuerungszeit. D.h. Sie sollten Ihr Augenmerk in diesem Steuerungssystem für Nickel darauf legen, dass man hier lernen kann, die Dauer der Steuerung zu ermitteln, die in anderen Systemen hinterlegt ist. Jede Substanz benötigt ihre bestimmte Zeit aus Sicht der Steuerung des Weltbildes.

Man kann die Welt als ein System wahrnehmen, das Energie bekommt aus dem gemeinsamen Zentrum, das die zentrale Informationssphäre besitzt, die ursprünglich erschaffen wurde durch den Schöpfer und nun selbstständig arbeitet. Bei dieser Wahrnehmung ist die Dimension der Steuerung, die dem Abschnitt der Zeit der Konzentration zugeordnet ist, die jedem Symbol zugeordnet ist, in diesem Fall in der Elektronenkonfiguration, dadurch bedingt, dass eine bestimmte Zahl an einzigartigen Energiebündeln das gegebene Symbol bilden. So stellt sich heraus, dass dem Symbol eine Anzahl an Prozessen entspricht, die das Symbol bilden, welche man durch Wahrnehmung bestimmen kann und welches das Maß der Steuerung bestimmt, die dem Symbol entspricht.

Diese Zahl kann dadurch helfen, dass man dann z.B. quantitativ berechnen kann, wie viele steuernde Impulse man dafür benötigt, damit das Ereignis stattfindet. D.h. die Steuerung geht in diesem Fall über in eine strengere konkrete Ordnung bei Verwendung dieser Technologie.

Zinn – Sn

50 **Sn**
118,710
олово
$1s^2 2s^2 2p^6 3s^2 3p^6 4s^2 3d^{10} 4p^6 5s^2 4d^{10} 5p^2$

$1a_2 5a_2 5b_6 3a_2 3b_6 4a_2 3q_{10} 4b_6 2a_2 4q_{10} 2b_2$

Ist notwendig für die richtige Entwicklung des Skeletts.
Für Zinn muss man sich auf dem zweiten Symbol «s» der Elektronenkonfiguration konzentrieren, dann den Index «2» und die Zahl «2» auslassen und sich auf dem fünften Symbol «s» konzentrieren. Nach dieser Konzentration muss man versuchen, die gespiegelte Formel so wahrzunehmen, als ob sie nicht gespiegelt wäre. Und sehen, dass dann eine Strahlungswelle entsteht, die die obere nicht gespiegelte Formel sozusagen verschlingt. Man kann sehen, dass das sekundäre System der Realität oft über dieselbe Energie verfügt wie die primäre. D.h. das Verständnis der Energie ist in der Welt so verteilt, dass die sekundäre Wirkung nicht immer schwächer ist. Es kann sein, dass sie dieselbe

Größe hat und manchmal im Umfang sogar größer ist. Das kann man verwenden, um Energie für den Körper aus dem Körper selbst zu erhalten. D.h. gedanklich die chemischen Stoffe im Körper so aktivieren, dass man Energie schon aus der Wirkung dieser Stoffe erhält, so dass sie nicht verschleißen, sondern im Gegenteil mit jeder folgenden Wirkung immer mehr Energie abgeben.

Dadurch realisiert sich das Gesetz des ewigen Lebens darüber, dass das Leben – die Quelle des Lebens erhöht.

Fluor – F

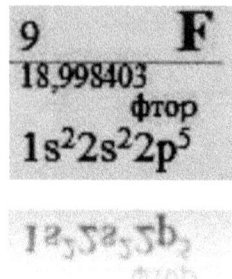

Erhöht die Widerstandsfähigkeit des Zahnschmelzes, beugt Zahnkaries vor. Ist an der Bildung von Knochengewebe beteiligt.

Für Fluor muss man sich auf der gesamten Elektronenkonfiguration konzentrieren.

Silizium – Si

14 Si
28,0855
кремний
$1s^2 2s^2 2p^6 3s^2 3p^2$

In Form von organischen Siliziumverbindungen kommt es in den Knochen und im Bindegewebe vor.

Für Silizium muss man sich auf den ersten vier Symbolen und auf den letzten beiden Symbolen der Elektronenkonfiguration konzentrieren, d.h. auf «**1**», «**s**» Index «**2**» «**2**», dann auf «**p**» und Index «**2**».

Brom – Br

35 Br
79,904
бром
$1s^2 2s^2 2p^6 3s^2 3p^6 4s^2 3d^{10} 4p^5$

Für Brom muss man sich auf der gesamten Elektronenkonfiguration konzentrieren.

Bor – B

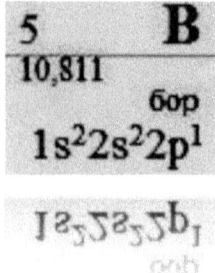

Für Bor muss man sich auf der gesamten Elektronenkonfiguration konzentrieren.

Uran – U

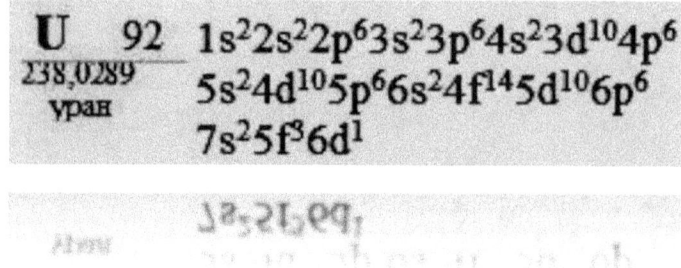

Für Uran muss man sich auf den beiden Symbolen konzentrieren, die die Elektronenkonfiguration beenden, also auf «**d**», «**1**».

Radium – Ra

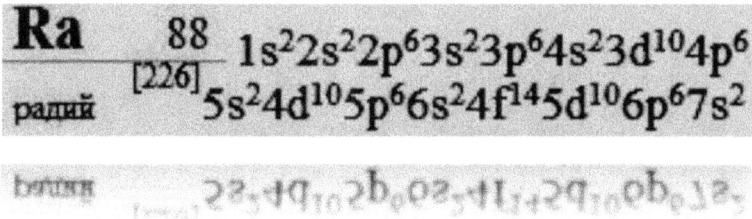

Für Radium muss man sich auf den drei Symbolen konzentrieren, die die Elektronenkonfiguration beenden, also auf «7», «s» und Index «2».

Beryllium – Be

Be 4
9,01218
бериллий
$1s^2 2s^2$

Für Beryllium muss man sich auf der gesamten Elektronenkonfiguration konzentrieren.

Caesium – Cs

$$\underset{\text{цезий}}{\underset{132{,}9054}{\overset{\text{Cs}}{\rule{0pt}{0pt}}\ 55}}\ 1s^2 2s^2 2p^6 3s^2 3p^6 4s^2\ 3d^{10} 4p^6 5s^2 4d^{10} 5p^6 6s^1$$

Für Ceasium muss man sich auf der gesamten Elektronenkonfiguration konzentrieren.

Quecksilber – Hg

$$\underset{\text{ртуть}}{\underset{200{,}59}{\overset{\text{Hg}}{\rule{0pt}{0pt}}\ 80}}\ 1s^2 2s^2 2p^6 3s^2 3p^6 4s^2 3d^{10}\ 4p^6 5s^2 4d^{10} 5p^6 6s^2 4f^{14} 5d^{10}$$

Für Quecksilber muss man sich auf dem ersten Symbol der Elektronenkonfiguration konzentrieren, also auf «1».

Gold – Au

$$\begin{array}{l} 79 \quad \text{Au} \quad 1s^2 2s^2 2p^6 3s^2 3p^6 4s^2 3d^{10} \\ \overline{196{,}9665} \\ \quad \text{золото} \quad 4p^6 5s^2 4d^{10} 5p^6 6s^1 4f^{14} 5d^{10} \end{array}$$

Für Gold muss man sich auf der gesamten Elektronenkonfiguration konzentrieren.

Gallium – Ga

$$\begin{array}{l} 31 \quad \text{Ga} \\ \overline{69{,}723} \\ \quad \text{галлий} \end{array}$$
$$1s^2 2s^2 2p^6 3s^2 3p^6 4s^2 3d^{10} 4p^1$$

Für Gallium muss man sich auf dem Symbol konzentrieren, das die Elektronenkonfiguration beendet, d.h. auf dem Index «1».

Antimon – Sb

$$\frac{51}{121{,}75} \frac{Sb}{\text{сурьма}} \quad 1s^2 2s^2 2p^6 3s^2 3p^6 4s^2 \\ 3d^{10} 4p^6 5s^2 2 4d^{10} 5p^3$$

Für Antimon muss man sich auf dem ersten und dem letzten Symbol der Elektronenkonfiguration konzentrieren, d.h. auf «1» und Index «3».

Strontium – Sr

$$\frac{Sr}{\text{стронций}} \frac{38}{87{,}62} \quad 1s^2 2s^2 2p^6 3s^2 3p^6 \\ 4s^2 3d^{10} 4p^6 5s^2$$

Für Strontium muss man sich auf dem ersten Symbol der Elektronenkonfiguration konzentrieren, d.h. auf «1».

Lithium – Li

Li 3
6,941
литий $1s^2 2s^1$

Für Lithium muss man sich auf dem ersten und dem letzten Symbol der Elektronenkonfiguration konzentrieren, d.h. auf «1» und Index «1».

Aluminium – Al

13   Al
26,98154
алюминий
$1s^2 2s^2 2p^6 3s^2 3p^1$

Für Aluminium muss man sich auf dem ersten und den beiden letzten Symbolen der Elektronenkonfiguration konzentrieren, d.h. auf «1», «p» und Index «1».

Barium – Ba

Ba   56 $1s^2 2s^2 2p^6 3s^2 3p^6 4s^2$
барий 137,33 $3d^{10} 4p^6 5s^2 4d^{10} 5p^6 6s^2$

© Г. П. Грабовой, 2001

Für Barium muss man sich auf dem ersten Symbol der Elektronenkonfiguration konzentrieren und auf den letzten drei Symbolen, d.h. auf «1», «6», «s», Index «2».

Germanium – Ge

32 Ge
72,59
германий
$1s^2 2s^2 2p^6 3s^2 3p^6 4s^2 3d^{10} 4p^2$

Für Germanium muss man sich auf den ersten vier Symbolen der Elektronenkonfiguration konzentrieren, also auf «1», «s», Index «2», «2», ebenso muss man sich auf der gesamten gespiegelten Elektronenkonfiguration konzentrieren.

Arsen – As

33 As
74,9216
мышьяк
$1s^2 2s^2 2p^6 3s^2 3p^6 4s^2 3d^{10} 4p^3$

In einem gesunden Körper gibt es Arsen in kleinen Mengen in vielen

Geweben des menschlichen Körpers. Am meisten in der Schilddrüse, der Haut und im Hirngewebe. In größeren Mengen ist es giftig.

Für Arsen muss man sich auf dem ersten Symbol der Elektronenkonfiguration konzentrieren, auf der Zahl «1». Um die Arsenmenge im Körper zu normieren oder aus dem Körper zu schleusen, muss man sich auf dem letzten gespiegelten Symbol der Elektronenkonfiguration konzentrieren, d.h. auf dem Index «3», der sich im gespiegelten Teil der Elektronenkonfiguration befindet. Dabei kann man sich zusätzlich auf die Symmetrieachse konzentrieren, die die Elektronenkonfiguration von der gespiegelten trennt, und sich dann gleichzeitig auf den beiden Symbolen «p» konzentrieren, den vorletzten Symbolen «p» für die Verstärkung der Steuerung.

Rubidium – Rb

Rb 37
85,4678
рубидий
$1s^2 2s^2 2p^6 3s^2 3p^6 4s^2 3d^{10} 4p^6 5s^1$

Für Rubidium muss man sich auf der gesamten Elektronenkonfiguration konzentrieren und ebenso auf dem gespiegelten Teil der Elektronenkonfiguration...

Blei – Pb

$$\frac{82}{207{,}2} \quad \underset{\text{свинец}}{\text{Pb}} \quad 1s^2 2s^2 2p^6 3s^2 3p^6 4s^2 3d^{10} 4p^6 \; 5s^2 4d^{10} 5p^6 6s^2 4f^{14} 5d^{10} 6p^2$$

свинец 22.19.2b.02.41.,29,.ob.

Für Blei muss man sich auf den ersten drei und den letzten zwei Symbolen der Elektronenkonfiguration konzentrieren, d.h. auf «1», «s», Index «2», «p», Index «2». Für die Normierung der Bleimenge im Körper muss man sich auf den letzten drei Symbolen der Elektronenkonfiguration konzentrieren, also auf «6», «p», Index «2».

Bismut – Bi

$$\frac{83}{208{,}9804} \quad \underset{\text{висмут}}{\text{Bi}} \quad 1s^2 2s^2 2p^6 3s^2 3p^6 4s^2 3d^{10} 4p^6 \; 5s^2 4d^{10} 5p^6 6s^2 4f^{14} 5d^{10} 6p^3$$

висмут 22.19.2b.02.41.,29,.ob.

Für Bismut muss man sich auf den ersten beiden Symbolen der Elektronenkonfiguration konzentrieren, d.h. auf «1», «s».

Kadmium – Cd

$$\frac{48}{112{,}41} \frac{Cd}{\text{кадмий}} \begin{array}{l} 1s^22s^22p^63s^23p^6 \\ 4s^23d^{10}4p^65s^24d^{10} \end{array}$$

кадмий 12 39 10 1b 22 19 10

Für Kadmium muss man sich auf dem ersten und dem letzten Symbol der Elektronenkonfiguration konzentrieren, d.h. auf «1» und «0», und sich dann wieder auf dem ersten Symbol konzentrieren und auf den letzten beiden, d.h. auf «1» und der Zahl «1» und «0». Für die Beschleunigung der Normierung der Kadmiummenge im Körper muss man sich zusätzlich auf dem zweiten Symbol der Elektronenkonfiguration konzentrieren, also auf dem Symbol «s».

Titan – Ti

$$\frac{Ti}{\text{титан}} \frac{22}{47{,}88}$$
$$1s^22s^22p^63s^23p^64s^23d^2$$

12 52 5b 22 3b 42 39

Für Titan muss man sich auf den letzten drei Symbolen der Elektronenkonfiguration konzentrieren, also auf «3», «d», Index «2».

© Г. П. Грабовой, 2001

Silber – Ag

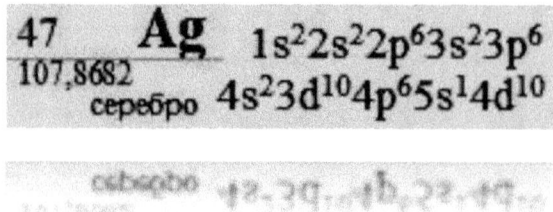

Für Silber muss man sich auf dem ersten Symbol der Elektronenkonfiguration konzentrieren – auf der Zahl «1».

Thorium – Th

$$\text{Th } 90 \quad 1s^22s^22p^63s^23p^64s^23d^{10}4p^65s^2$$
$$\text{232,0381 торий } 4d^{10}5p^66s^24f^{14}5d^{10}6p^67s^26d^2$$

Für Thorium muss man sich auf der gesamten Elektronenkonfiguration konzentrieren und gleichzeitig versuchen, die Bedeutung der Elektronenkonfiguration zu verstehen und visuell so viele Symbole wie möglich zu erfassen.

Dritte Gruppe

Verunreinigungsmikroelemente. Sie wurden im Körper des Menschen entdeckt, aber ihr quantitativer Inhalt ist bedeutungslos. Bei der Untersuchung von Wechselwirkungsprozessen dieser Elemente durch das eigene Bewusstsein kann man feststellen, dass die gegebenen Mikroelemente auf die Strahlung im Bereich der Hypophyse Einfluss haben. Wenn im Gedankenprozess ein Bild erzeugt wird, dann erstellen die Verunreinigungsmikroelemente sozusagen eine sekundäre Spiegelung im Bewusstsein. Und wenn man kleine Mengen dieser Elemente untersucht, kann man feststellen, dass sie eine Rolle spielen u.a. als Korrekturelemente. Wenn die dynamischen Strukturen sich recht schnell entwickeln, dann gibt es durch die gegebenen Elemente eine bestimmte Korrektur, die mit der dynamischen Funktion des Bewusstseins verbunden ist.

Skandium – Sc

Sc 21
44,95391
скандий
$1s^22s^22p^63s^23p^64s^23d^1$

Für Skandium muss man sich auf dem ersten Symbol der Elektronenkonfiguration konzentrieren, d.h. auf «**1**».

Thallium – Tl

$$\frac{81}{204{,}383} \quad \underset{\text{таллий}}{\text{Tl}} \quad 1s^2 2s^2 2p^6 3s^2 3p^6 4s^2 3d^{10} 4p^6 5s^2 4d^{10} 5p^6 6s^2 4f^{14} 5d^{10} 6p^1$$

Für Thallium muss man sich auf der gesamten Elektronenkonfiguration konzentrieren und danach auf den letzten beiden Symbolen der Elektronenkonfiguration – «p» und Index «1», während man sich diese in einer goldenen Farbe vorstellt. Für die Normierung der Thalliummenge im Körper in einer schnelleren Variante muss man sich zusätzlich auf den ersten drei Symbolen der Elektronenkonfiguration konzentrieren, d.h. auf «1», «s» und Index «2».

Indium – In

$$\frac{49}{114{,}82} \quad \underset{\text{индий}}{\text{In}} \quad 1s^2 2s^2 2p^6 3s^2 3p^6 4s^2 3d^{10} 4p^6 5s^2 4d^{10} 5p^1$$

Für Indium muss man sich auf den letzten drei Symbolen der Elektronenkonfiguration konzentrieren – «5», «p», Index «1».

Lanthan – La

$$\underset{\underset{\text{лантан}}{138{,}9055}}{\mathbf{La}} \quad 57 \quad \begin{array}{l} 1s^2 2s^2 2p^6 3s^2 3p^6 4s^2 3d^{10} \\ 4p^6 5s^2 4d^{10} 5p^6 6s^2 5d^1 \end{array}$$

Für Lanthan muss man sich auf dem ersten und dem vorletzten Symbol und auf dem vorhergehenden, d.h. auf «1», «5», «d». Bei der Konzentration auf der Elektronenkonfiguration gibt es einen Weg, bei dem man die Elektronenkonfiguration einfach nur anschauen muss und versuchen muss, sich die Symbole zu merken, auf denen man sich konzentrieren muss und versuchen sich auf der Ebene des Gedankens die Elektronenkonfiguration vorzustellen. Dann können Sie feststellen, dass die Symbole, auf denen Sie sich konzentrieren, dynamischer im Bewusstsein sind, und die Dynamik – ist eine Bewegung in Richtung der Norm.

Praseodyn – Pr

$$\underset{\underset{\text{празеодим}}{140{,}9077}}{\mathbf{Pr}} \quad 59 \quad \begin{array}{l} 1s^2 2s^2 2p^6 3s^2 3p^6 4s^2 3d^{10} \\ 4p^6 5s^2 4d^{10} 5p^6 6s^2 4f^3 \end{array}$$

Man muss sich auf den ersten drei Symbolen der Elektronenkonfiguration konzentrieren –«1», «s», Index «2».

© Г. П. Грабовой, 2001

Samarium – Sm

Sm 62 $1s^2 2s^2 2p^6 3s^2 3p^6 4s^2 3d^{10}$
150,36
самарий $4p^6 5s^2 4d^{10} 5p^6 6s^2 4f^6$

Man muss sich auf den ersten beiden Symbolen der Elektronenkonfiguration konzentrieren und auf den letzten beiden – auf «1», «s», «f», Index «6».

Wolfram – W

W   74 $1s^2 2s^2 2p^6 3s^2 3p^6 4s^2 3d^{10}$
183,85
вольфрам $4p^6 5s^2 4d^{10} 5p^6 6s^2 4f^{14} 5d^4$

Für Wolfram muss man sich auf den ersten beiden Symbolen der Elektronenkonfiguration konzentrieren und auf den letzten beiden, d.h. «1», «s», «d», Index «4».

Rhenium – Re

Re   75 $1s^2 2s^2 2p^6 3s^2 3p^6 4s^2 3d^{10}$
186,207
рений $4p^6 5s^2 4d^{10} 5p^6 6s^2 4f^{14} 5d^5$

Für Rhenium muss man sich auf den ersten drei Symbolen der Elektronenkonfiguration konzentrieren – auf «1», «s», Index «2».

Terbium – Tb

Tb 65 $1s^2 2s^2 2p^6 3s^2 3p^6 4s^2 3d^{10}$
158,9254
тербий $4p^6 5s^2 4d^{10} 5p^6 6s^2 4f^9$

Für Terbium muss man sich auf den ersten vier Symbolen der Elektronenkonfiguration konzentrieren – auf «1», «s», Index «2», Zahl «2».
Für andere Mikroelemente kann man die Zahlenreihe verwenden, die die Steuerung durch die Verunreinigungselemente normiert. Das ist die folgende Zahlenreihe: **819 4986197**.

Stoffe (Verbindungen), die Bestandteil der Zusammensetzung des menschlichen Körpers sind.

Bei der Arbeit mit Stoffen, die Bestandteil der Zusammensetzung des menschlichen Körpers sind, muss man bedenken, dass der Körper in der Lage ist, Zwischenzustände der Stoffe zu bilden, sowie energetische Zustände der Stoffe, Energieräume, die die Stoffe bilden; und in Verbindung damit muss man die dynamische Struktur der Wechselwirkung der Stoffe sowohl mit den bereits nahezu existierenden Stoffen betrachten als auch mit denen, die noch erschaffen werden und auch mit Bereichen, wo es nur die Information über die Stoffe gibt, aber den Stoff selbst es in dem Moment vielleicht noch gar nicht gibt. Deshalb muss man in dem System der ewigen Entwicklung immer unterschiedliche Zustände der

Information um den Stoff herum betrachten, d.h. vor der Bildung des Stoffes, sowie die Struktur vor der Bildung der Materie in der Zukunft und die laufende Information.

Ein Stoff in der Chemie – ist eine physische Substanz mit einer spezifischen chemischen Zusammensetzung. D.h. die Atome der chemischen Elemente, wenn sie sich in größere Strukturen vereinen – Moleküle, bilden bereits unmittelbar die Grundlage von Zellen und Gewebe des menschlichen Körpers. Hier kann man sehen, dass wenn die Atome der chemischen Elemente mit Ihrem Denken in Resonanz treten, dann können Sie auf die Vereinigung der Atome zu größeren Strukturen, also Molekülen, Einfluss haben. D.h. im Prinzip können Sie sich mit der Erschaffung Ihres eigenen Körpers beschäftigen.

Die Stoffe können aus denselben Atomen bestehen, z.B. Sauerstoff – O_2, oder können aus Atomen von verschiedenen chemischen Elementen aufgebaut sein und komplexe Moleküle bilden, z.B. das Molekül des Wassers – H_2O.

Durch Ihre Gedanken können Sie beliebige Zwischenkonfigurationen der Stoffe bauen und diese in ihrer Darstellung betrachten und aus ihnen Energie bekommen. D.h. wenn Sie zum Beispiel so eine Anordnung der Atome wie H_2O betrachten, und danach gedanklich diese Informationssphäre in die Struktur «O» des sich daneben befindenden Sauerstoffatoms auf der Bewusstseinsebene überführen, können Sie eine ernst zu nehmende Energiereserve für die Steuerung des Körpers bekommen. Ein weiteres ähnliches Beispiel dafür, dass man die

Steuerung als Gegenteil von dem, das eine Determination stattfindet, eine Kausalkette der Steuerung, durchführen kann und z.B. «**O**» bis «**H**» im System der Ereignisse betrachten. Es geht darum, dass die Vereinigung der Atome nicht linear verläuft, deshalb kann man bei der Bildung des Molekularniveaus folgendes betrachten: wie das Atom sich überhaupt bildet aufgrund der Tatsache, dass man den Umkehrprozess betrachten kann wie auf einem Kinofilm, den man rückwärts abspult bis zu der Ebene, wo sich das Atom selbst bildet. Hier sehen Sie, dass man so auf eine Ebene der Information gelangen kann, die den Menschen erschafft, und eine solche Information kann man mit dem Bewusstsein besser steuern, woraus sich ergibt, dass Sie ein noch mehr dynamisches Niveau betrachten können – die Erschaffung des eigenen Körpers durch das eigene Bewusstsein. Dafür muss lediglich das Denken strukturiert sein. Zahlenreihen ermöglichen es, die Gedanken konkreter zu strukturieren und die Steuerung des Bewusstseins des Körpers zu vereinfachen.

Alle Stoffe aus denen Zellen und Gewebe des menschlichen Körpers bestehen, bestehen aus zwei Gruppen: anorganische und organische Verbindungen. Wenn Sie Ihren Körper durch Denken erschaffen, durch die Entwicklung des Bewusstseins, des Geistes und Ihrer Seele, dann sehen Sie, dass bei der Erschaffung sowohl organischer als auch anorganischer Verbindungen die Strahlung des Denkens, der Seele, des Geistes und Ihres Bewusstseins und allen Erscheinungsformen Ihres Körpers beteiligt ist. Und wenn Sie das noch nicht entwickelte System des Körpers betrachten, sehen Sie, dass dieses System sehr fest mit Ihren zukünftigen Ereignissen verkettet ist. Im gewissen Sinne wächst die Zukunft sozusagen aus Ihnen heraus. Und wenn Sie diesen Bereich im Körper kontrollieren, im System der Erschaffung des Körpers, wird auch die gesamte Zukunft komplett kontrollierbar. D.h. auf diese Weise gewährleisten Sie sich selbst und allen um Sie herum ewiges Leben.

Die Systeme der Organisation des ewigen Lebens sind bei allen Menschen gleich, deshalb reicht es aus – das eigene System gut zu studieren und Sie werden in der Lage sein, das ewige Leben für alle anderen zu realisieren.

Anorganische Stoffe

Die Zahlenreihe für die Normierung anorganischer Stoffe für das ewige Leben des Menschen ist folgende – **81949161878**.

Wasser H₂O – 51951348988

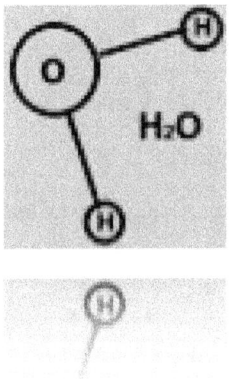

Der Wassergehalt im Menschen 50-70% abhängig von seiner Körpermasse.
Durch gedankliche Konzentration kann man ungefähr bei der Hälfte der Masse des Wassers den Körper in einer bestimmten Norm halten, die in Richtung des ewigen Lebens gerichtet ist. Dafür müssen Sie sich einfach vorstellen, dass Sie sich gedanklich auf der halben Masse des Wassers konzentriert haben, welches sich in Ihrem Körper befindet. Hier muss man sich auf dem Schaubild konzentrieren, auf einem Wasserstoffatom «H», dann einige Sekunden eine Pause machen und sich auf dem

Sauerstoffatom «**O**» konzentrieren.

Wasser ist in unserem Körper das Hauptlösungsmittel. Dank dem Wasser verlaufen viele biochemische Reaktionen im menschlichen Körper. Wasser ist auch an der Aufrechterhaltung des SäureBasenGleichgewichts im Blut beteiligt. Sie können durch Ihr Bewusstsein die Struktur des Blutaufbaus erforschen und dabei sehen, dass man dynamische Systeme genauso aufbauen kann wie statische, d.h. mit derselben Geschwindigkeit. Wasser sorgt für die Aufrechterhaltung der Körpertemperatur. Wasser ist das Medium, durch welches Nährstoffe und Sauerstoff im Körper zu den Zellen transportiert werden und Toxine abgeleitet werden.

Um den Körper von Giftstoffen zu reinigen, kann man sich vorstellen, dass das steuernde Element, durch das Sie die Giftstoffe aus dem Körper schleusen, sich im Zentrum der Information befindet, die dem Wasser entspricht. D.h. es ist wie eine Art Tropfen und Sie haben das Element des Bewusstseins in das Innere dieses Tropfen ins Zentrum eingeführt. Dann Beginnt die Reinigung des Körpers, welche gesund sein kann.

Salze

Für die Normierung der Salze muss man sich auf folgender Zahlenreihe konzentrieren – **81949171689**.

Der Inhalt der Mineralsalze im Körper beträgt ungefähr 4-5%. Mineralsalze – sind Bioregulatoren der wichtigsten Stoffwechselprozesse des Körpers. Wenn Sie die steuernde Information, welche eine Langzeitwirkung hat, bis zu irgendeinem Punkt im Körper bringen wollen, kann man sich die

Bewegung der Mineralsalze im Körper anschauen und in die nähere Umgebung die Information der Normierung einfügen, dann bekommen Sie ein statisches Normierungsniveau an diesem Punkt.

Salze sind beteiligt an der Aufrechterhaltung des notwendigen SäureBaseGleichgewichts im Körper. Die Erhaltung des Säuregehalts in flüssigen Medien hat für die Lebensfunktion des menschlichen Körpers eine primäre Bedeutung.

Salze spielen eine wichtige Rolle beim WasserSalzStoffwechsel.

Im menschlichen Körper gibt es einen bestimmten Teil anorganischer Mineralsalze in Form ionischer Verbindungen, da sie, wenn in Wasser aufgelöst, mit der Bildung des Metallkations und dem Anion des SäureRest dissoziieren. Von der Anzahl der ein oder anderen Ionen in den Zellen des Organismus und in der extrazellulären Flüssigkeit hängt der normale Verlauf verschiedener physiologischer Prozesse ab, wie z.B. Reizbarkeit des Nervensystems und Muskelgewebes, Aktivität der Enzyme, Hormone u.a. Daher ist die Gesundheit des Zustandes des Gewebes, der Organe und Systeme des Körpers direkt abhängig von einem stabilen prozentualen Anteil der Kationen und Anionen in den verschiedenen Bereichen des menschlichen Körpers.

Die wichtigsten sind folgende Ionen:

Kationen

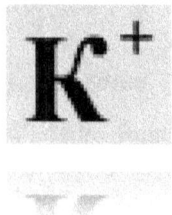

Für Kationen gilt folgende Konzentration– **34914896881**.

Das Kaliumkation ist das Hauptkation der intrazellulären Flüssigkeit. In kleinen Mengen befindet es sich in extrazellulären Flüssigkeiten und im Blutplasma. Kalium, das sich im Blutplasma befindet, reguliert die neuromuskuläre und die muskuläre Stimulation. Eine Veränderung der Kaliumkonzentration in jede Richtung stört die Kontraktionsfähigkeit des Muskelgewebes, einschließlich des Herzmuskels.

Für das **Kaliumkation** gilt folgende Konzentration – **81348121898**.

Natriumkation – 81421721891.

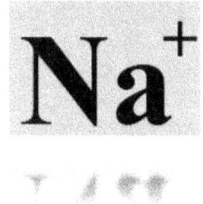

Das Natriumkation ist das Hauptkation des Blutplasmas und der extrazellulären Flüssigkeit. Es beeinflusst wesentlich die Verteilung des

Wassers im Körper und hält das Wasser im extrazellulären Raum.

Calciumkation – 3184172184.

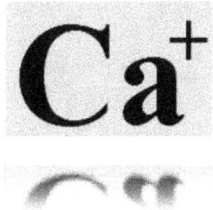

Das Calciumkation kommt vorwiegend in der extrazellulären Flüssigkeit und im Blutplasma vor. Beeinflusst die Erregbarkeit von Nerven und Muskeln.

Magnesiumkation – 81431641891.

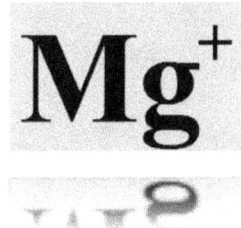

Das Magnesiumkation kommt vorwiegend im intrazellulären Raum vor. Eine kleine Menge – im extrazellulären. Spielt eine wichtige Rolle bei der Aufrechterhaltung des osmotischen Drucks innerhalb der Zellen. Ist ein Aktivator von Enzymprozessen. Verringert die neuromuskuläre Stimulation, führt zur Abnahme des arteriellen Blutdrucks.

Anionen 85431641878

$$H_2PO_4^- \quad HPO_4^{2-}$$

PhosphatAnionen – 81431421871.

PhosphatAnionen sind überwiegend intrazelluläre Anionen. Sind Elemente des Phosphatpuffersystems, welches es dem Blut erlaubt, einen stabilen pHWert (Säure) zu halten, d.h. ein System, das das SäureBaseGleichgewicht aufrecht erhält, unabhängig von in die Lösung geratenden kleinen Mengen anderer starker Säuren oder Basen und bei Verdünnung der Lösung. Ein Phosphatpuffersystem kann sich gegen eine Veränderung des pHWertes im Bereich 6,28,2 wehren, erhält einen bedeutenden Teil der Pufferkapazität des Blutes aufrecht.

Das Puffersystem spielt eine größere Rolle in den Blutzellen als im Plasma.

$$HCO_3^- \quad CO_3^{2-}$$

CarbonatAnionen – 85421801961.

CarbonatAnionen sind überwiegend extrazelluläre Anionen und sind Elemente des Wassercarbonatpuffersystems des Blutplasmas. Sind Elemente des Wasserkarbonatpuffersystems des Blutplasmas.

Das Wasserkarbonatpuffersystem wirkt als effektive physiologische Pufferlösung nahe dem pH 7,4. Dieses Puffersystem spielt eine große Rolle im Blutplasma.

Chlorid – 85349861721

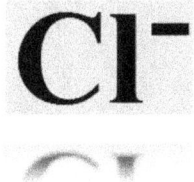

Ist das wichtigste anorganische Ion der extrazellulären Flüssigkeit. Es spielt eine wesentliche Rolle. Chloride sind an der Schaffung und Aufrechterhaltung des osmotischen Drucks von Körperflüssigkeiten und bei der Synthese von Salzsäure im Magen beteiligt. Chloride sind Aktivatoren einer Reihe von Enzymen.

Unlösliche Salze
$Ca_3(PO_4)_2$ – das ist ein nicht lösliches Salz, es ist Bestandteil von interzellulären Substanzen des Knochengewebes, sichert ihren Schutz und Festigkeit.
Für dieses unlösliche Salz gilt folgende Konzentration – **18931689148**.

Säuren – 53148121671

HCl – Salzsäure –39864121878

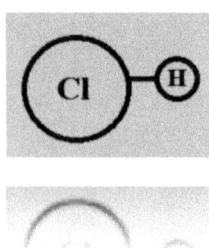

Ist in Magensaft enthalten. Von ihr hängt das Level des Säuregehalts des Magensafts ab. Enzyme, die bei der Verdauung von Nahrung im Magen mitwirken, brauchen eine saure Umgebung, welche durch Sekretion von Salzsäure gewährleistet wird. Salzsäure stellt auch die antibakterielle Wirkung von Magensaft sicher.

Organische Stoffe – 28131981486

Kohlenhydrate – 31487121961

Monosaccharide – 38456121871

Monosaccharide – organische Verbindungen, eine der wichtigsten Gruppen der Kohlenhydrate, die einfachste Form des Zuckers.

Glukose – 38516121878

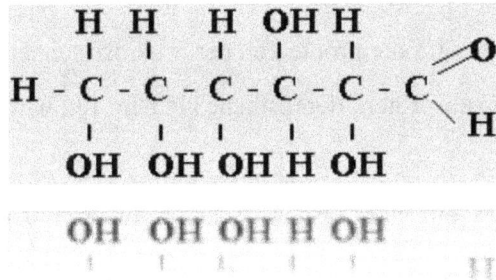

Glukose ($C_6H_{12}O_6$) oder Traubenzucker oder Dextrose, kommt im Saft vieler Früchte und Beeren vor, darunter auch Weintrauben, wo auch der Name für diese Zuckerart herkommt.

Im Körper von Menschen und Tieren ist Glukose die wichtigste und universelle Energiequelle für die Gewährleistung von Stoffwechselprozessen.

Bei Glukose muss man sich auf der ganzen chemischen Formel konzentrieren.

Fruktose – 31864121749

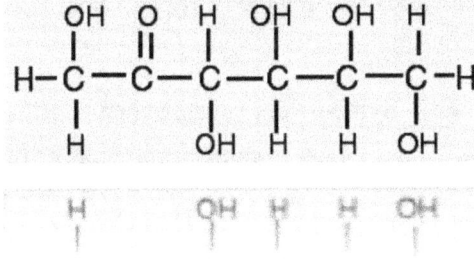

Fruktose (C₆H₁₂O₆) ArabinoHexulose, Lävulose, Fruchtzucker – kommt in freier Form in fast allen süßen Beeren und Früchten vor.

Wenn es in den Körper gelangt, wird der größte Teil der Fruktose schnell durch das Gewebe ohne Insulin absorbiert, der restliche kleinere Teil wird in Glukose umgewandelt.

Bei Fruktose muss man sich auf den ersten beiden Symbolen der chemischen Formel konzentrieren, «**C**» und Index «**6**».

In dem Bild muss man sich auf den Symbolen konzentrieren, die sich im rechten unteren Teil befinden, d.h. auf «**OH**».

Galaktose – 31948129879

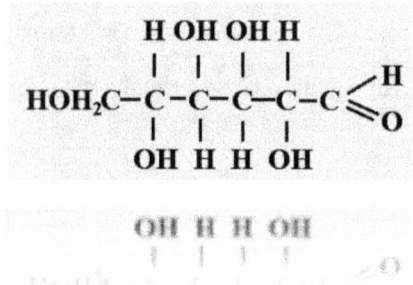

(**C₆H₁₂O₆**) Galaktose kommt in freier Form nicht in Lebensmitteln vor. Sie ist das Produkt der Aufspaltung des Milchzuckers. In der Leber wird Galaktose zu Glukose umgewandelt.

Man muss sich auf dem ersten Symbol der chemischen Formel konzentrieren – «**C**». Auf dem Bild muss man sich auf dem Symbol «**O**» das sich im rechten Teil des Bildes unter dem Symbol «**H**» befindet.

Mannose – 56487121891

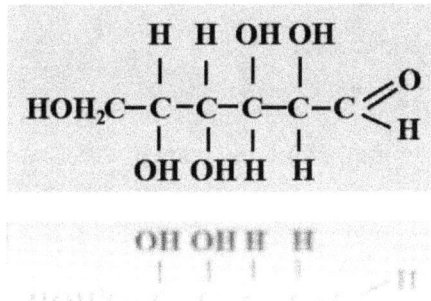

($C_6H_{12}O_6$) in freier Form kommt es in Zitrusfrüchten und anderen Pflanzen vor.

Man muss sich auf den ersten beiden Symbolen der chemischen Formel und auf den letzten beiden konzentrieren, d.h. auf «C», Index «6», «O», Index «6».

Disaccharide ($C_{12}H_{22}O_{11}$) – 51949189481

Man muss sich auf der gesamten chemischen Formel konzentrieren.

Saccharose – 31854121981

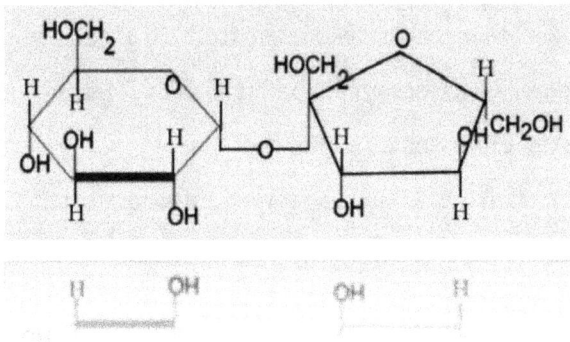

Saccharose ist ein in der Natur weit verbreitetes Disaccharid, sie kommt in vielen Früchten, Obst und Beeren vor. Besonders hoch ist der Saccharoseanteil in Zuckerrüben und in Zuckerrohr.

Wenn Saccharose in den Darm kommt, wird es schnell durch die AlphaGlukosidase des Dünndarms hydrolysiert in Glukose und Fruktose, welche dann ins Blut eingeschleust werden.

Maltose – 31841981947

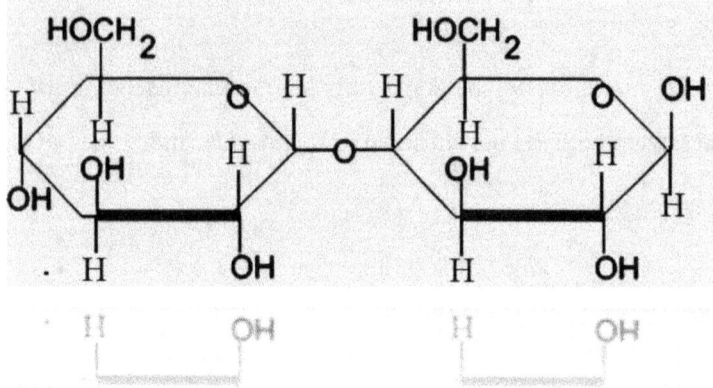

Maltose kommt in großen Mengen in gekeimten Körnern (Malz) vor, Gerste, Roggen und anderen Getreidesorten; kommt auch in Tomaten vor sowie in Pollen und Nektar einer Reihe an Pflanzen.
Maltose wird leicht durch den menschlichen Körper aufgenommen. Die Spaltung von Maltose zu bis zu zwei Glukoseresten geschieht als Folge der Arbeit des Enzyms AlphaGlukosidase oder Maltase.

Laktose – 31849121871

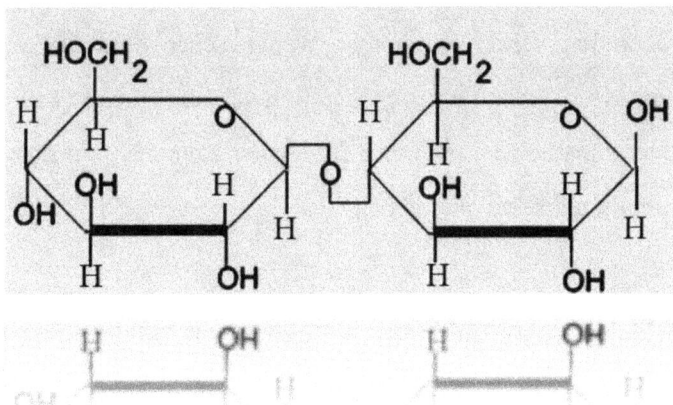

Laktose (Milchzucker) kommt in Milch und Milchprodukten vor.

Laktose – ein wichtiges Kohlenhydrat in der Zeit des Stillens und bei künstlicher Ernährung von Kleinkindern.

Laktose wird im MagenDarmTrakt zu Glukose und Galaktose durch das Enzym Laktase gespalten. Die physiologische Bedeutung von Laktose ist die, dass sie ein Stimulator des Nervensystems ist und dient als ein vorbeugendes und therapeutisches Mittel für HerzKreislaufErkrankungen. Wird zu Milchsäure durch Bifidobakterien fermentiert, stellt das saure Milieu im Dickdarm und die Hemmung des Wachstums von pathogenen und bedingt pathogenen Mikroorganismen sicher.

Bei dem Bild muss man sich auf dem rechten äußeren Teil auf den beiden Symbolen, die sich über dem Symbol «H» befinden konzentrieren, also auf «O» und «H».

Bei der Arbeit durch das Bewusstsein mit der Information des Bildes versuchen Sie, bestimmte Verbindungen zu schieben, als ob Sie sie biegen würden, vergrößern und verlängern, und Sie werden sehen, dass man die Qualität von Laktose in Richtung der ewigen Entwicklung erhöhen kann. Beim Stillen oder künstlicher Ernährung der Kinder kann man auf diese Weise die Information direkt weitergeben.

Polysaccharide 21841981781

Glykogen – 89121631849

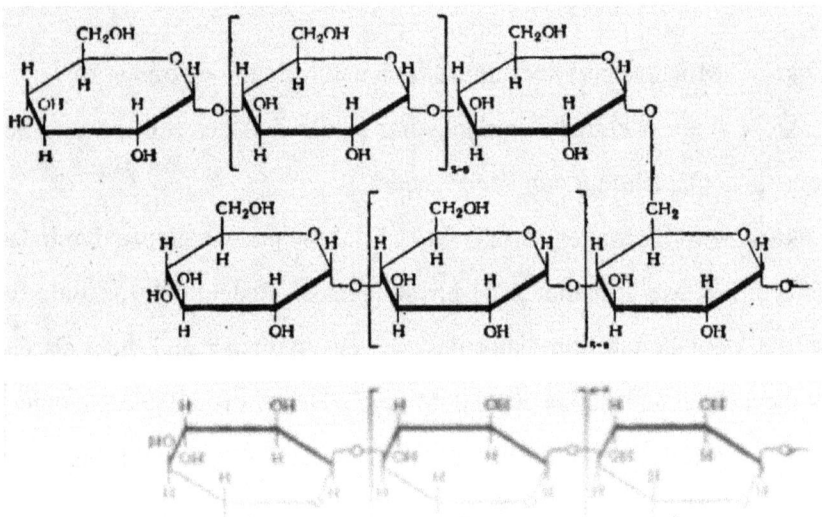

Auf der Abbildung ist ein kleines Fragment des Makromoleküls Glykogen abgebildet.

Glykogen ist die Hauptspeicherform von Glukose in den Tierzellen.

Man muss sich auf dem gesamten Bild der chemischen Formel konzentrieren.

Aminosäuren – 81421721841
Aminosäuren, die bei der Proteinsynthese im Körper beteiligt sind (αAminosäuren).

Aminosäuren:

- **Essentielle** – können nicht im menschlichen Körper synthetisiert werden und müssen diesem mit der Nahrung zugeführt werden. Das sind – **Phenylalanin, Methionin, Threonin, Tryptophan, Valin, Lysin, Leucin, Isoleucin.**

- **Nicht essentielle** – können in den Körper durch Nahrungseiweiße gelangen oder sie können sich im Körper aus anderen Aminosäuren bilden. Das sind – **Glycin, Asparaginsäure, Asparagin, Glutaminsäure, Glutamin, Serin, Prolin, Alanin.**

- **Bedingt essentielle** – werden bei Erwachsenen in ausreichender Menge synthetisiert, Kinder brauchen für ein Normales Wachstum unbedingt eine zusätzliche Einnahme dieser Aminosäuren mit der Nahrung. Das sind – **Arginin und Histidin.**

- **Bedingt entbehrliche** – für deren Synthese braucht man essentielle Aminosäuren. Das sind – **Tyrosin und Cystein.**

Alanin (Ala) – 54821428914

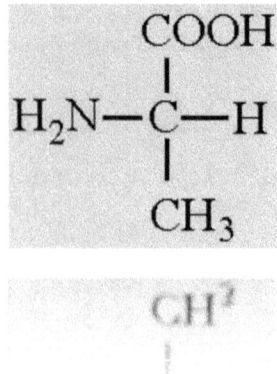

Alanin – eine nichtessentielle Aminosäure, ist Bestandteil vieler Eiweiße, fördert die Normalisierung des Glukosestoffwechsels. Alanin wird vom Körper in unterschiedlichen Kohlenhydrat und Energiestoffwechselprozessen eingesetzt, stärkt das Immunsystem, ist Energiequelle für das Nervensystem.

Alanin ist in sehr vielen Nahrungsmitteln enthalten, bei einer ausgewogenen Ernährung gelangt Alanin in ausreichender Menge in den Körper. Am meisten ist in Fleischbrühe enthalten.

Arginin (Arg) – 51849121849

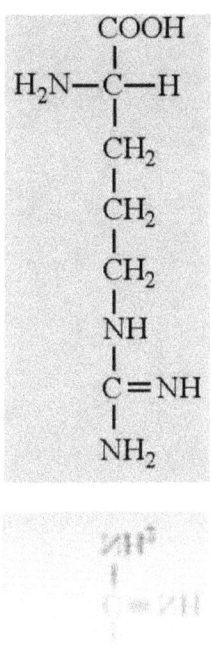

Arginin – eine bedingt essentielle Aminosäure. Bei einem gesunden Erwachsenen wird Arginin durch den Körper in ausreichender Menge produziert. Bei Teenagern, älteren Leuten und Kranken wird es oft nicht in ausreichender Menge synthetisiert. Arginin ist ein wichtiger Bestandteil des Metabolismus in den Muskeln. Es hilft bei der Aufrechterhaltung einer optimalen Stickstoffbilanz im Körper. Hat eine stimulierende Wirkung auf die Insulinproduktion durch die Bauchspeicheldrüse und hilft bei der Synthese des Wachstumshormons. Stärkt das Immunsystem. Normiert den Fettstoffwechsel, senkt den Blutcholesterinspiegel.

Lebensmittel, die Arginin enthalten: Schokolade, Kokosnüsse,

Milchprodukte, Gelatine, Fleisch, Hafer, Erdnüsse, Sojabohnen, Walnüsse, Weißmehl, Weizen und Weizenkeime.

Asparagin (Asn) – 31849121847

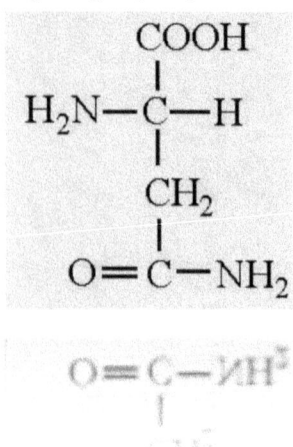

Bei dem Bild der chemischen Formel muss man sich auf den ersten oberen Symbolen konzentrieren, d.h. auf «C», «O», «O», «H», dann nach einer Pause von ein paar Sekunden sich auf der Reflexion des Bildes der chemischen Formel konzentrieren.

Asparagin – eine nicht essentielle Aminosäure.

Asparagin hat Einfluss auf das Muskelwachstum. Die größte Menge davon ist in Auswuchskörnern enthalten.

Beim Bilden von Asparagin aus Asparaginsäure im Körper wird toxisches Ammoniak gebunden.

Asparagin ist notwendig für die Aufrechterhaltung des Gleichgewichts in Prozessen, die im zentralen Nervensystem stattfinden; es verhindert übermäßige Erregbarkeit genauso wie übermäßige Hemmung. Es ist bei Syntheseprozessen von Aminosäuren in der Leber beteiligt. Lebensmittel, die Arginin enthalten: Fleischprodukte.

Asparaginsäure (Ast) – 81941841971

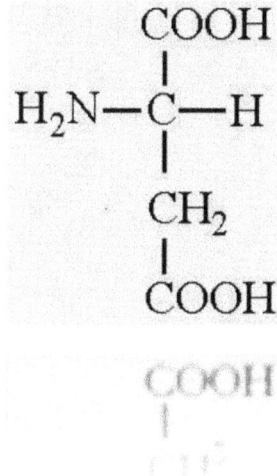

Bei dem Bild muss man sich auf der oberen und unteren Ebene konzentrieren, d.h. auf den vier oberen und den vier unteren Symbolen – das sind «C», «O», «O», «H» und noch mal «C», «O», «O», «H» bereits unten im Bild.

Asparaginsäure – eine nicht essentielle Aminosäure, erhöht die Ausdauer und spielt eine wichtige Rolle im Stoffwechsel. Ein Mangel dieser Aminosäure führt zur Abnahme der Zellenergie, was sich als chronische Müdigkeit zeigt. In Kombination mit anderen Aminosäuren bildet die Asparaginsäure Moleküle, die Toxine bilden und aus dem Körper schleusen. Sie ist bei Zellfunktionen und der Arbeit der DNS und RNS beteiligt – die Träger der genetischen Information, beschleunigt die Synthese von Immunglobulin und Antikörpern (Immunsystem).

Lebensmittel, die Asparaginsäure enthalten: pflanzliches Eiweiß, vor allem in Samenkeimlingen.

Velin (Val) –51825444212

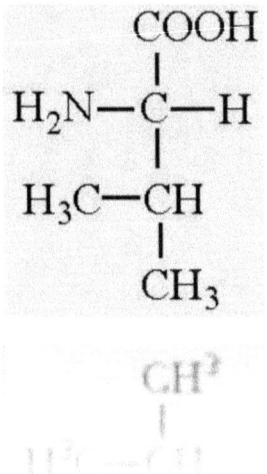

Für Valin muss man sich bei dem Bild auf den unteren drei Symbolen der chemischen Formel konzentrieren – das sind «C», «H», Index «3».

Velin ist eine essentielle Aminosäure.

Ist Bestandteil von nahezu allen bekannten Proteinen.

Eine der Hauptkomponenten beim Wachstum und Synthese von Geweben.

Ist Energiequelle von Muskelgewebe, verhindert das Absinken des Serotoninspiegels. Velin erhöht die Muskelkoordination und verringert

die Empfindlichkeit des Körpers gegenüber Schmerz, Kälte und Wärme.
Lebensmittel, die Velin enthalten: Fleisch, Hühnereier, Kuhmilch, Walnüsse, Weizenmehl, Maismehl, nicht geschälter Reis, getrocknete Erbsen.

Histidin (His) – 81431821971

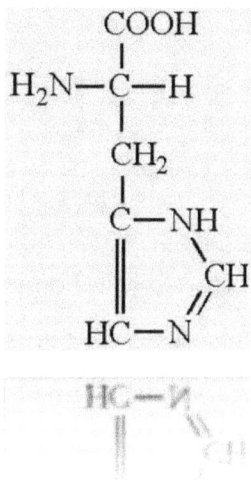

Bei dem Bild der chemischen Formel muss man sich auf den oberen vier Symbolen konzentrieren, d.h. auf «C», «O», «O», «H».
Histidin ist eine bedingt essentielle Aminosäure. Histidin ist Teil der aktiven Zentren vieler Enzyme, ist Vorläufer in der Biosynthese von Histamin, fördert das Wachstum und die Gewebewiederherstellung. Histidin ist Teil des Eiweißstoffwechsels; ist in großer Menge in Hämoglobin enthalten, ist einer der Regulatoren der Blutgerinnung.
Lebensmittel, die Histidin enthalten: Rindfleisch, Sojabohnen, Erdnüsse,

Linsen, Bananen, Fisch.

Glycin (Gly) – 51215427891

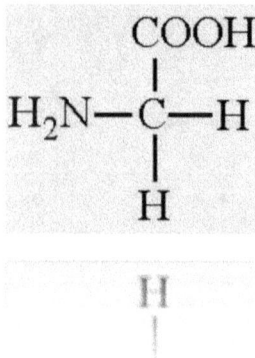

Für Glycin muss man sich auf der gesamten chemischen Formel konzentrieren. Glycin ist eine nicht essentielle Aminosäure. Glycin ist Bestandteil vieler Eiweiße und biologisch aktiver Verbindungen. Ist notwendig für eine normale Muskelfunktion, beschleunigt das Wachstum von Knochengewebe. Glycin verbessert die Arbeit des Immunsystems und senkt den Cholesterinspiegel im Blut. Hilft den Blutdruck und den Blutzuckerspiegel normal zu halten. Glycin ist auch eine NeurotransmitterAminosäure. Glycinrezeptoren sind in vielen Teilen des Gehirns und des Rückenmarks vorhanden. Glycin hat eine «bremsende» Wirkung auf Neuronen. Im Rückenmark führt Glycin zur Hemmung der Motoneuronen.

Lebensmittel, die Glycin enthalten – Fleisch, Samen und Getreide.

Glutamin (Gln) – 31849121871

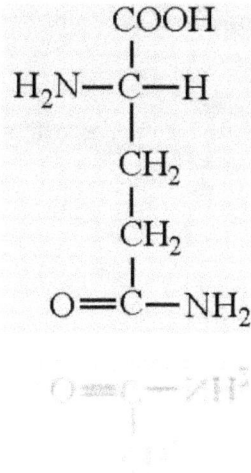

Man muss sich auf dem gesamten Bild der chemischen Formel konzentrieren.

Glutamin ist eine nicht essentielle Aminosäure.

Glutamin ist eine der wichtigsten Aminosäuren des Körpers. Im Muskelgewebe ist viel Glutamin vorhanden.

Bei normalen physiologischen Umständen kann der Körper seinen gesamten Bedarf an Glutamin selbst herstellen.

Glutamin ist an der Regulation der Proteinsynthese beteiligt; vergrößert den Zellumfang, regelt die Menge von Ammoniak; stärkt das Immunsystem, unterstützt das SäureBasenGleichgewicht; hat einen großen Einfluss auf die anabolen Prozesse usw. Glutamin unterstützt lebenswichtige Funktionen des Gehirns, Leber, Lunge, des Darms und des Immunsystems.

Bei einer Störung des physischen Körpers durch Mangel an Glutaminzufuhr durch die Nahrung fängt der Körper an, Glutaminreserven aus den Muskeln zu verbrauchen.

Lebensmittel, die Glutamin enthalten: Weizen, Roggen, Milch, Kartoffeln, Walnüsse, Schweinefleisch, Rindfleisch, Soja, Petersilie, Spinat.

Glutaminsäure (Glu) – 51849121948

$$\begin{array}{c} COOH \\ | \\ H_2N-C-H \\ | \\ CH_2 \\ | \\ CH_2 \\ | \\ COOH \end{array}$$

Bei dem Strukturbild der chemischen Formel muss man sich auf den oberen und unteren vier Symbolen konzentrieren: oben – «C», «O», «O», «H» und unten «C», «O», «O», «H».

Eine nicht essentielle Aminosäure. Glutaminsäure spielt eine wichtige Rolle im Stickstoffmetabolismus.

Glutaminsäure hat eine stimulierende Wirkung auf Neuronen, ist

Energiequelle für die Zellen des Gehirns, ist am Kohlenhydratund Fettstoffwechsel beteiligt.

Lebensmittel, die Glutaminsäure enthalten: Weizen, Roggen, Milch, Kartoffeln, Walnüsse, Schweinefleisch, Rindfleisch, Soja.

Isoleucin (Ile) – 51521428198

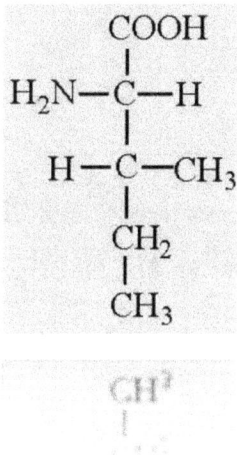

Bei der Strukturformel der chemischen Formel muss man sich auf den unteren drei Symbolen konzentrieren, auf «**C**», «**H**», Index «**3**»

Isoleucin ist eine essentielle Aminosäure.

Ist Bestandteil aller natürlichen Proteine. Ist am Energiestoffwechsel beteiligt. Spielt eine wichtige Rolle bei der Bildung von Muskelgewebe. Lebensmittel, die Isoleucin enthalten: Milch, Fleisch, Eier, Haselnüsse.

Leucin (Leu) – 51851481891

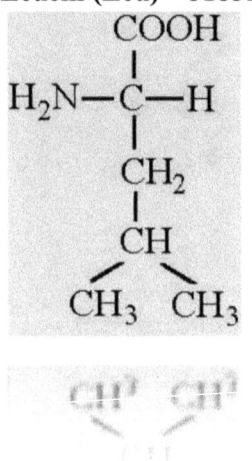

Bei der Strukturformel muss man sich auf den unteren sechs Symbolen konzentrieren – «C», «H», Index «3» von links und «C», «H», Index «3» im rechten Teil der Strukturformel.

Leucin ist eine essentielle Aminosäure.

Leucin macht etwa acht Prozent aller Aminosäuren im Körper aus und das ist die vierte Aminosäure nach der Konzentration im Muskelgewebe. Leucin spielt eine wichtige Rolle bei der Proteinsynthese. Ist notwendig für den Aufbau und Entwicklung des Muskelgewebes. Ist wichtig für eine normale Funktion des Immunsystems. Senkt den Blutzuckerspiegel und fördert eine schnelle Heilung von Wunden und Knochen. Leucin verhindert eine Überproduktion von Serotonin und Ermüdung, die mit diesem Prozess verbunden ist.

Lebensmittel, die Leucin enthalten: Nüsse, Naturreis, Vollkornprodukte.

Lysin (Lys) – 81421721849

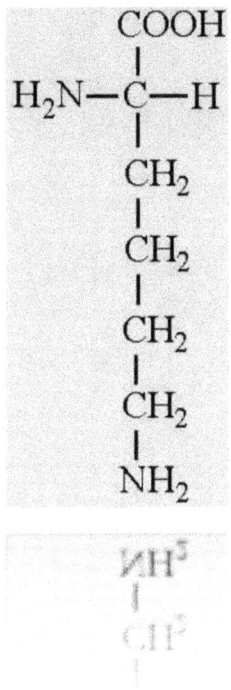

Bei der Strukturformel muss man sich auf den oberen und unteren Ebenen konzentrieren, d.h. auf den vier oberen Symbolen und auf den drei unteren. Die vier oberen Symbole sind – «C», «O», «O», «H». Die drei unteren – «N», «H», Index «2»

Lysin ist eine essentielle Aminosäure, die Bestandteil nahezu aller Eiweiße ist, wichtig für das Wachstum ist, die Geweberegenerierung, Produktion von Antikörpern, Hormonen, Enzymen und Albuminen.

Lysin ist bei der Bildung von Kollagen und Geweberegenerierung beteiligt, verbessert die Calciumaufnahme aus dem Blut und dessen

Transport ins Knochengewebe.

Nahrungsmittel, die Lysin enthalten: Kartoffeln, Milch, Fleisch, Eier, Soja, Weizen, Linsen.

Methionin (Met) – 54812145489

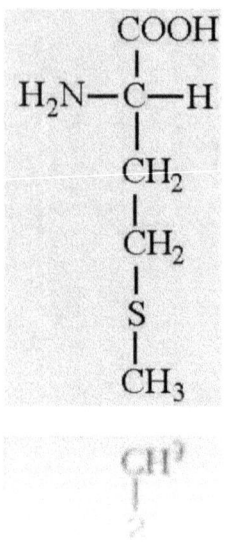

Bei der Strukturformel muss man sich auf den oberen vier Symbolen konzentrieren – auf «C», «O», «O», «H».

Methionin ist eine essentielle Aminosäure. Ist in vielen Proteinen enthalten. In Casein ist sehr viel Methionin enthalten.

Methionin ist im Körper eine Schwefelquelle bei der Biosynthese von Cystein, hilft Fettablagerung in der Leber zu verhindern. Ist der Schlüssel zur Bildung gesunder Haut, Haaren, Nägeln, unterstützt das Haarwachstum durch Einwirkung auf die Haarwurzeln. Hilft den Cholesterinspiegel zu senken und Schwermetalle aus dem Körper zu schleusen. Verhindert das Altern des Körpers.

Lebensmittel, die Methionin enthalten – Eier, Fisch, Paranüsse, Leber, Mais, Hafer.

Prolin (Pro) – 21949121781

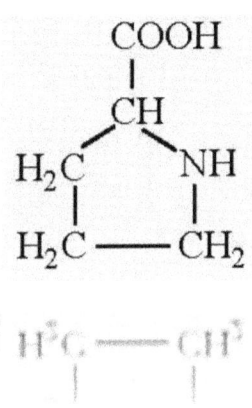

Es wird angenommen, dass Prolin Bestandteil aller Eiweiße von allen Organismen. Besonders prolinreich ist das Hauptprotein des Bindegewebes – Kollagen. Prolin verbessert die Wundheilung, verbessert die Lernfähigkeit, ist wichtig für die Funktion der Knorpeloberfläche von Gelenken, stärkt die Bänder, Sehnen und den Herzmuskel, verbessert die Hautbeschaffenheit. Im Körper wird Prolin aus Glutaminsäure synthetisiert.

Bei der Konzentration auf der Strukturformel muss man die Verbindung zum obersten Teil hervorheben, d.h. «**COOH**», und dann mit dem Teil, der die Verbindung durch die Information der weiteren Wechselwirkungen zu diesem Teil hat – also «CH». Man muss versuchen, zwei Bereiche der Informationen, die «COOH» und «CH» entsprechen, auf der Bewusstseinsebene gedanklich zu verschieben, dadurch können Sie Wundheilung verbessern und eine Informationssituation schaffen, damit die Wunden nicht entstehen.

Lebensmittel, die Prolin enthalten – Fleischprodukte..

Serin (Ser) – 81421821781

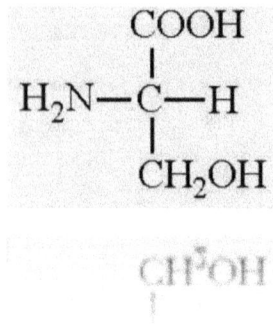

Man muss sich auf der gesamten Strukturformel von Serin und auf dem reflektierten Teil dieser Strukturformel konzentrieren.

Serin ist eine nicht essentiellen Aminosäure.

Ist bei der Bildung von Glykogen in der Leber und Muskeln beteiligt, stärkt das Immunsystem.

Lebensmittel, die Serin enthalten – Eier, Milch, Fleisch, Hafer, Mais.

Tyrosin (Tyr) – 89149121871

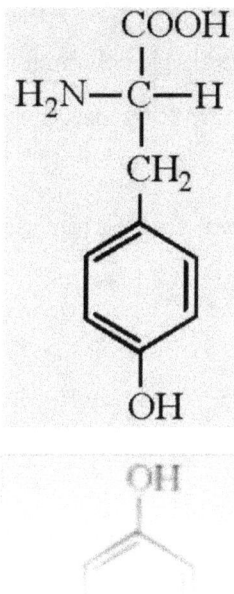

Tyrosin ist eine bedingt essentielle Aminosäure. Wird aus Phenylalanin synthetisiert.

Tyrosin ist Bestandteil der Proteine aller bekannten lebenden Organismen.

Tyrosin ist Bestandteil von Enzymen, bei vielen davon spielt eine Schlüsselrolle in der Enzymaktivität und dessen Regulation.

Tyrosin ist wichtig für eine normale Funktion der Nebennieren, der Schilddrüse, der Hypophyse. Tyrosin ist wichtig für die Bildung von Erythrozyten und Leukozyten, ist an der Synthese von Melanin beteiligt.

Tyrosin führt zu einer vermehrten Ausschüttung des Wachstumshormons durch die Hypophyse.

Bei der Strukturformel muss man sich auf den oberen vier Symbolen von Tyrosin konzentrieren – das sind «C», «O», «O», «H». Bei der Konzentration auf dem reflektierten Teil der Strukturformel von Tyrosin kann man die Arbeit der Hypophyse aktivieren und Prozesse bekommen, die der steuernden Hellsicht entsprechen, der steuernden Prognose, diese Fähigkeiten bei sich entwickeln.

Lebensmittel, die Tyrosin enthalten – Milch, Erbsen, Eier, Erdnüsse, Bohnen, Mandeln, Avocados, Bananen, Milchprodukte, Kürbiskerne.

Threonin (Thr) – 81421721849

$$\begin{array}{c} COOH \\ | \\ H_2N-C-H \\ | \\ H-C-OH \\ | \\ CH_3 \end{array}$$

Man muss sich auf der gesamten Strukturformel konzentrieren und auf dem reflektierten Teil der Strukturformel. Bei der Konzentration auf den drei Symbolen, die sich im unteren Teil der Strukturformel von Threonin befinden, d.h. auf «C», «H», Index «3», kann man die kreativen Fähigkeiten in Richtung der ewigen Entwiklunng vergrößern. Wenn man einige Zeit diese Symbole einfach gedanklich betrachtet, «C», «H», Index

«3», kann man sehen, dass der Zustand der Kreativität sich vergrößert. Dadurch kann man die Arbeit schneller und kreativer erledigen. Diese Eigenschaft ist wichtig für die schnelle Aneignung der Technologie der ewigen Entwicklung und des ewigen Lebens.

Threonin ist eine essentielle Aminosäure.

Threonin fördert die Lipolyse in der Leber, ist bei der Synthese von Immunglobulinen und Antikörpern beteiligt, hält damit den Normalzustand des Immunsystems aufrecht. Ist Bestandteil von Kollagen, Elastin und dem Schmelzprotein. Normalisiert die Arbeit des MagenDarmTraktes. Durch die Beteiligung an der Synthese von Purinen, fördert es die Verwertung von Harnstoff. Ist an der Regulation von Nervenimpulsen beteiligt, reduziert Depressionen.

Lebensmittel, die Threonin enthalten – Milch, Eier, Erbsen, Weizen, Rindfleisch.

Tryptophan (Trp) – 18545118197

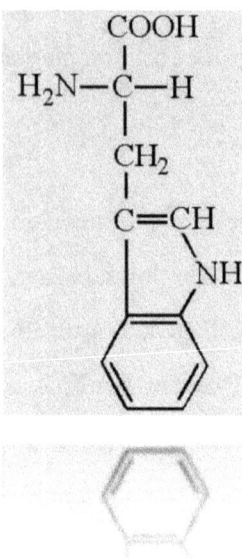

Man muss sich auf der gesamten Strukturformel konzentrieren. Bei dieser Strukturformel, im unteren Teil im Bereich der Ecken des Sechsecks – des Benzolrings muss man zusätzliche Konzentration durchführen und gedanklich die Kohlenstoffatome wahrnehmen – «C».

Tryptophan – eine essentielle Aminosäure.

Die Derivate von Tryptophan Verbessern die Arbeit des Gehirns – normalisieren den Schlaf, den Appetit und die Laune. Im Körper wird aus Tryptophan Nicotinsäure und Serotonin synthetisiert. Eine ausreichende Menge an Tryptophan im Körper fördert die normale Funktion des Immunsystems und einen normalen Cholesterinspiegel.

Lebensmittel, die Tryptophan enthalten – Cashewnüsse, Milch, Eier,

Hafer, Bananen, getrocknete Datteln, Erdnüsse, Sesam, Pinienkerne, Milch, Joghurt, Quark, Fisch, Hühnerfleisch, Truthahnfleisch.

Phenylalanin (Phe) – 18542124319

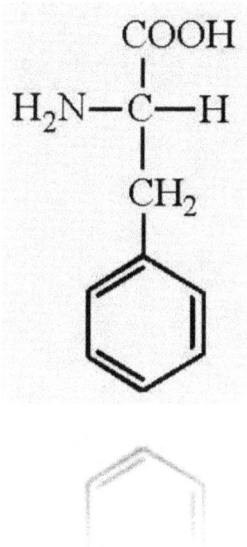

Im unteren Teil der Strukturformel im Bereich der Ecken des Sechsecks – des Benzolrings muss man sich das Vorhandensein des Kohlenstoffsymbols vorstellen – «**C**».

Phenylalanin – eine essentielle Aminosäure.

Aus Phenylalanin wird Tyrosin synthetisiert. Aus Phenylalanin werden auch Hormone synthetisiert, von denen eines die Leitfähigkeit der Nervenimpulse zum Gehirn verbessert, sowie die Gedächtnisarbeit, ist ein Antidepressivum. Phenylalanin ist an der Synthese des Pigments

Melanin beteiligt, spielt eine wichtige Rolle bei der Synthese von Insulin, Thyroxin.

Lebensmittel, die Phenylalanin enthalten – Milch, Haselnüsse, Reis, Erdnüsse, Eier, Soja, Bäckereiwaren, Quark, Mandeln, Kürbisund Sesamkerne.

Cystein (Cys) – 81949121748

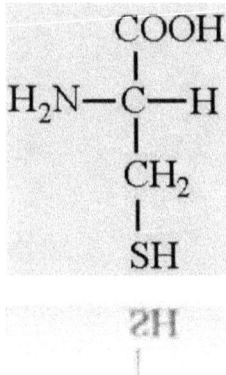

Cystein ist eine bedingt essentielle Aminosäure. Kann im Körper aus Methionin und Serin synthetisiert werden.

Cystein ist notwendig für das Wachstum von Haaren und Nägeln. Es neutralisiert Schwermetalle und ist ein Antioxidans.

Bei der Strukturformel muss man sich auf dem Symbol konzentrieren, das sich im rechten Teil befindet, also auf «H». Dann muss man von diesem Symbol die Strahlung der Verbindung zwischen dem Symbol «H» wahrnehmen – Wasserstoff und dem Symbol «C» – Kohlenstoff und das

System der Bildung der Moleküle auf der universellen Ebene sehen. D.h. versuchen, die universelle Ebene der Schöpfung einer beliebigen Substanz zu finden. Wenn Sie beginnen die Verbindungen dieser beiden Atome: Kohlenstoff und Wasserstoff – gedanklich zu entfernen, dann beginnt die Strahlung, die von diesen Verbindungen ausgeht, Ihr Bewusstsein auf die Ebene der Bildung eines beliebigen Stoffes zu führen, d.h. da, wo es diese Information gibt. Folglich entsteht eine Ebene, die man als Ebene der Ausrichtung des Bewusstseins zu der Struktur der notwendigen Information aufgrund der vorbereitenden Schritte des Bewusstseins bezeichnen kann.

Für eine schnellere Neutralisation von Schwermetallen muss man sich auf dem Symbol «C» konzentrieren, das sich auf der zweiten Ebene der Strukturformel befindet, d.h. links vom Symbol «H».

Für die Verwendung der Strukturformel als Antioxidans muss man sich größtenteils auf den unteren beiden Symbolen der chemischen Formel konzentrieren, also auf «C» und «H».

Lebensmittel, die Cystein enthalten – Eier, Hafer, Mais, Geflügel, Schweinefleisch, Milchprodukte, Paprika, Zwiebeln, Knoblauch, Rosenkohl, Brokkoli.

Proteine 81421721981

Proteine sind komplexe organische Moleküle, die quantitativ über allen anderen Molekülen stehen, die Bestandteil einer lebenden Zelle sind. Durch gedankliche Konzentration kann man auf dem Proteinmolekül so einen Prozess sehen, dass z.B. bei folgender Konzentration durch die Seele auf dem Proteinmolekül man die Schaffung der Information des zweiten Proteinmoleküls durch die Strahlung der Seele erkennen kann. Auf diese Weise kann man die Entstehung des Lebens durch die Handlungen Ihrer Gedanken und Ihrer Seele betrachten. Dieser Prozess ist auch dann nützlich, wenn Sie eine Erneuerung der Zellen des Körpers brauchen.

Im menschlichen Körper gibt es tausende verschiedene Proteine, aus ihnen bestehen Hormone, Enzyme, Antikörper. Proteine werden im Körper aus Aminosäuren synthetisiert. Unterschiedliche Zusammensetzungen von 20 Aminosäuren, die oben aufgeführt sind, bietet diese einzigartige Vielfalt an Proteinmolekülen.

Bei der Entwicklung der Steuerungstechnologien durch das Bewusstsein kann man durch die Wechselwirkung des Bewusstseins mit den Aminosäuren, die sich im Körper befinden, Aminosäuren bilden und sich dadurch der Möglichkeit nähern, dass der Körper nur aufgrund des Bewusstseins funktioniert. Das Bilden von Aminosäuren führt zur Bildung von Proteinmolekülen. Und dass man durch das Bewusstsein die Struktur des Körpers verbessern kann und den Prozess auf Ebene allgemeiner Vorstellungen verbessern kann — das ist klar. Die Steuerung durch das Bewusstsein beschleunigt z.B. die Heilung. Folglich kann man Aminosäuren ebenso durch die in diesem Buch beschriebene Methode bilden, durch die Handlung der Seele, des Bewusstseins, des Geistes und der Tatsache, dass der Körper den Bildungspunkt wahrnimmt. In diesem

Fall ist es wichtig, dass die Reaktion des Körpers dynamisch ist. Man muss an dem Ort der Bildung schauen, damit der Körper sozusagen plastisch auf die gebildete Aminosäure reagiert. Dann wird diese sich materiell manifestieren und kann nicht nur durch Nahrung entstehen, sondern auch durch Denken, durch die Aktivität des Bewusstseins.

Über die Zusammensetzung werden Proteine in einfache und komplexe unterschieden. Einfache Proteine bestehen nur aus Aminosäuren. Die komplexen enthalten neben den Aminosäuren auch andere chemische Stoffe und Elemente.

Um Proteine oder andere chemischen Stoffe zu bilden kann man die Zahlenreihe **81421721841** verwenden.

Um die notwendige Aminosäure in den komplexen Proteinen zu erstellen kann man sich auf folgender Reihe konzentrieren **81881849818**.

Weiter unten werden die wichtigeren Proteinverbindungen für die Lebensfähigkeit des Menschen näher betrachtet.

Enzyme – 31941851481

Enzyme sind biologische Katalysatoren, Beschleuniger biochemischer Reaktionen, die ständig in den lebenden Zellen der menschlichen, pflanzlichen, tierischen Körper ablaufen.

Jede biochemische Reaktion wird durch ein bestimmtes Enzym katalysiert. Man muss wissen, dass sich im menschlichen Körper ständig neue Enzyme bilden, da das Existieren und Funktionieren eines Enzyms sich nur auf einige Minuten bis Stunden beschränkt. Dabei muss man bei der Technologie der ewigen Entwicklung vorsorglich durch sein Bewusstsein neue Enzyme bilden, damit es keine zusätzliche Belastung für das Element gibt, wenn das nächste Enzym gebildet wird und das vorherige Enzym noch aktiv ist. Folglich muss man die Steuerung der Bildung der Enzyme so formen, dass jedes Enzym sich zur richtigen Zeit, bis hin zu Sekunden und Millisekunden, gebildet wird. Hier kann man so eine Funktion der Zeit betrachten, die immer sehr genau ist, unabhängig von der Zeit der Steuerung. Dafür muss man die Zahlenreihe **819481** anwenden. Dann kommt die Korrektur der Zeit, d.h. die Genauigkeit der Steuerung der Zeit, unabhängig von Ihren Handlungen. Das heißt, Sie können es jetzt tun, und zur richtigen Zeit wird die Struktur der Realität so funktionieren, dass Ihre Steuerung zum richtigen Ort gelangt.

Im menschlichen Körper sind ca. 3000 Enzyme bekannt. Man kann gedanklich alle drei Tausend betrachten und gleich die erkennen, die normiert werden müssen. Dafür gibt es folgende Zahlenreihe – **849715219 6148**.

Laut der internationalen Klassifikation und Nomenklatur der Enzyme, welche von der Kommission der Enzyme der internationalen biochemischen Vereinigung entwickelt wurde und auf dem fünften internationalen biochemischen Kongress genehmigt wurde im Jahr 1961 in Moskau, kann man alle Enzyme, die in lebenden Zellen gefunden wurden, in 6 Gruppen aufteilen.

Die letzte Aktualisierung der Nomenklatur im Jahr 1995 umfasst mehr als 3500 Enzyme.

Die Klassifizierung der Enzyme berücksichtigt nicht deren Proteinstruktur. Die Kennung CF definiert eine chemische Reaktion, die durch das Enzym katalysiert wird. Aus diesem Grund haben ähnliche Enzyme (manchmal Dutzende) verschiedener Organismen dieselbe CFKennzahl trotz der strukturellen Unterschiede.

Die internationale Klassifizierung der Enzyme enthält Enzymnamen, die in Geweben aller lebenden Organismen vorkommen – beim Menschen, Tier, Pflanzen, Bakterien.

Liste der wichtigsten Klassen von Enzymen
1. Oxireduktasen – 84121811841
Unterstützt Redoxreaktionen in den Zellen.

Oxireduktasen (CF 1.1) – 53148184748
Enzyme, die eine Wechselwirkung mit CH—OH Gruppe der Spender haben;
Alkoholdehydrogenase (CF 1.1.1.1) – 31849121748
Katalysiert die Oxidation von Alkoholen und Acetaten zu Aldehyden und Ketonen in Gegenwart von Nicotinamiddenindinnucleotid.
Laktatdehydrogenase (CF 1.1.1.27) — 14825429881
Nimmt Teil an Reaktionen der Glykolyse und katalysiert die Umwandlung von Laktat zu Pyruvat.

© Г. П. Грабовой, 2001

Malatdehydrogenase (CF 1.1.1.37) — 18948121749

Katalysiert den letzten Teil des KrebsZyklus.

Glukose-6-Phosphat-Dehydrogenase (CF 1.1.1.49) – 31848121647

Ein cytosolisches Enzym, das zum Pentosephosphatweg gehört, zum Stoffwechselweg, welches die Bildung der zellulären Kodehydrogenase sicherstellt, welche notwendig ist für die Aufrechterhaltung des reduzierten Gluthations in der Zelle, die Synthese von Fettsäuren und Isoprenoiden.

3-Hydroxy-3-Methylglutaryl-Coenzym A Reduktase (CF 1.1.1.88) – 58131421861

Katalysiert die Synthese von Mevalonsäure; das Schlüsselstadium der Synthese von Cholesterin

11β-Hydroxysteroid-Dehydrogenase Typ 1 (CF 1.1.1.146) – 51861421971

Ein Enzym des Menschen, wandelt aktives Cortisol in Cortison um und umgekehrt.

Glukoseoxidase (CF 1.1.3.4) — 81421348967

Oxidiert βDGlukose zu Glukono1,5Lakton, das sich spontan zu Gluconsäure hydrolysiert.

Oxidoreduktasen (CF 1.2) – 21851421671

Enzyme, die mit Aldehyd oder Oxogruppen der Spender interagieren.

Oxireduktasen (CF 1.3) – 51841921781

Enzyme, die mit der CH—CH Gruppe der Spender interagieren;

15-Oxoprostaglandin-13-Reduktase (CF 1.3.1.48)
(Prostaglandinreduktase 1) – 81421831961

Katalysiert die Umwandlung von Leukotrien B4 in 12OxoLeukotrien B4, inaktiviert Leukotrien B4.

Oxireduktasen (CF 1.4) – 51721849161

Enzyme, die mit der CH—NH2 Gruppe der Spenden interagieren;

Oxireduktasen (CF 1.5) – 31454649871

Enzyme, die mit der CH—NH Gruppe der Spender interagieren;

Methylentetrahydrofolatreduktase (CF 1.5.1.20) – 31841721841 Ein intrazelluläres Ferment, das eine Schlüsselrolle im Stoffwechsel von Folat und Methionin spielt.

Oxireduktasen (CF 1.6) – 51481321941

Enzyme, die mit NADH oder NADPH interagieren;

Oxireduktasen (CF 1.7) – 31841921671

Enzyme, die mit anderen stickstoffhaltigen Verbindungen in der Spenderrolle interagieren;

Oxireduktasen (CF 1.8) – 51421721861

Enzyme, die mit einer schwefelhaltigen Gruppe von Spendern interagieren;

Sulfiredoxin (CF 1.8.98.2) – 13142121861

Katalysiert die Reaktion zur Reduktion der oxidierten Form von antioxidativen Enzymen von Peroxiredoxinen.

Oxireduktasen (CF 1.9) – 36121891748

Enzyme, die mit der Hämgruppe der Spender interagieren;

Oxireduktasen (CF 1.10) – 51861721971

Enzyme, die mit Diphenolen und verwandten Verbindungen als Spender interagieren;

Oxireduktasen (CF 1.11) – 51721841961

Enzyme, die mit Peroxid als Akzeptor (Peroxidase) interagieren;

Katalase (CF 1.11.1.6) – 57864159879

Katalysiert die Zersetzung des sich in dem Prozess der biologischen Oxidation bildenden Wasserstoffperoxids zu Wasser und molekularen

Sauerstoff, oxidiert ebenfalls in Gegenwart von Wasserstoffperoxid niedrigmolekulare Alkohole und Nitrite. Ist in fast allen Organismen enthalten. Ist an der Gewebeatmung beteiligt.

Myeloperoxidase (CF 1.11.1.7) – 54931721841

Das Enzym Lysosom der weißen neutrophilen Blutkörperchen, bildet das Hypochloritanion, da es ein starkes Oxidationsmittel ist, hat eine nichtspezifische bakterizide Wirkung. Bei der Arbeit mit diesem Enzym kann man berücksichtigen, dass eine zusätzliche Konzentration auf den ersten drei Zahlen der gegebenen, dem Enzym entsprechenden Reihe es ermöglicht, die bakterizide Wirkung zu verstärken. Generell ist es bei der Struktur der ewigen Entwicklung wünschenswert, viele Funktionen, die die Enzyme und andere Systeme des Körpers ausführen, so schnell wie möglich in das Bewusstsein zu überführen. Deshalb erlaubt es die Arbeit mit der Normierung der Zusammensetzung der chemischen Elemente durch Zahlenkonzentrationen, einen strengen systemischen Mechanismus auszuarbeiten, wo bei jedem Enzym, bei seinen Funktionen, bei jedem System des Körpers, wenn man auch noch andere Arbeitsschritte benutzt, die den Körper betreffen, man ein strenges System der Steuerung ausarbeiten kann, das es ermöglicht, Prozesse der Funktion des Körpers kontrollierbar, mit einer genauen Ebene der Steuerung, auf die geistige Grundlage zu überführen, wenn der physische Körper aufgrund der Handlungen des Geistes, der Seele und des Bewusstseins steuerbar ist und ebenso durch diese erschaffbar ist. In diesem Fall, bei einer solchen

Arbeit, wandeln sich alle äußeren Situationen in für den Menschen gute Ebenen um, da die Energie des erschaffenden Körpers es ermöglicht, durch Handlungen der Persönlichkeit des Menschen, die zukünftigen Ereignisse in eine für das ewige Leben bessere Richtung zu lenken.

Peroxiredoxine (CF 1.11.1.15) – 53121864191
Eine Gruppe antioxidativer Enzyme, spaltet die für die Lebewesen gefährlichen Peroxide zu Wasser.

Oxireduktasen (CF 1.12) – 54948121947
Enzyme, die mit Wasserstoff als Spender interagieren.

Oxireduktasen (CF 1.13) – 54854648971
Enzyme, die mit Einzelspendern mit dem Einbau von molekularem Sauerstoff (Oxigenasen) interagieren.

Lipoxygenase (CF 1.13.11) – 51849121981 eine Gruppe eisenhaltiger Enzyme, die die Reaktion von Dioxigenase zu mehrfach ungesättigten Fettsäuren katalysieren.

Lipoxygenase (CF 1.13.11.12) – 51481931961
Arachidonat 12Lipoxygenase (CF 1.13.11.31) – 54864121978
Arachidonat 15Lipoxygenase (CF 1.13.11.33) – 81931721848
Arachidonat 5Lipoxygenase (CF 1.13.11.34) – 58121961971

Arachidonat 8Lipoxygenase (CF 1.13.11.40) – 48121961978

Oxireduktasen (CF 1.14) – 51684121978

Enzyme, die mit Paarspendern mit dem Einbau von molekularem Sauerstoff interagieren.

Aldosteronsynthase (CF 1.14.15.4) – 51649121978

Ein Enzym des Menschen, das die Synthese des Hormons Aldosteron gewährleistet.

TryptophanHydroxylase (CF 1.14.16.4) – 71861721978

Ist bei der Synthese von Serotonin und Melatonin beteiligt.

Tyrosinase (CF 1.14.18.1) – 51684121971

Ein kupferhaltiges Enzym, das die Oxidation von Phenolen katalysiert, z.B. von Tyrosin. Ist weit verbreitet bei vielen Lebewesen. Tyrosinase katalysiert die Synthese von Melanin und anderen Pigmenten aus deren Vorläufer Tyrosin.

Cyclooxigenase (CF 1.14.99.1) – 31681421871

Ist bei der Synthese von Prostanoiden beteiligt – Prostaglandine, Prostacycline, Thromboxane.

17-Alpha-Hydroxylase (CF 1.14.99.9) – 51864121978

Ein Enzym des Menschen. Wenn es den Anhang der Hydroxylgruppe zu

Pregnenolon und Progesteron in der Postition des 17ten Kohlenstoffatoms katalysiert, fördert 17-Alpha-Hydroxylase deren Umwandlung in entsprechend i17-Hydroxypregnenolon und 17-Hydroxyprogesteron.

Oxidoreduktasen (CF 1.15) – 61971854981

Enzyme, die mit Superoxidradikalen als Akzeptoren interagieren;

SuperoxidDismutase (CF 1.15.1.1) – 61984121978

Gehört zur Gruppe der antioxidativen Enzyme. Schützt den menschlichen Körper vor sich ständig bildenden hoch toxischen Sauerstoffradikalen.

Oxidoreduktasen (CF 1.16) – 71849121964

Enzyme, die Metallionen oxidieren;

Zeruloplasmin (CF 1.16.3.1) – 81964121978

Ein kupferenthaltendes Protein – Glykoprotein, welches im Blutplasma vorhanden ist. In Zeruloplasmin ist ca. 95% der Gesamtmenge an Kupferblutserum enthalten. Es katalysiert die Oxidation von Polyphenolen und Polyaminen im Blutplasma.

Oxiredukatasen (CF 1.17) – 61971421981

Enzyme, die mit CH oder CH2Gruppen interagieren;

Xanthinoxidase (CF 1.17.3.2) – 56484121979

Eine Molybdän enthaltende Oxidoreduktase. Katalysiert die Oxidation von Hypoxanthin zu Xanthin und Xanthin zu Harnsäure.

Oxireduktasen (CF 1.18) – 49754121861
Enzyme, die mit EisenSchwefelProteinen als Spender interagieren.

Oxireduktasen (CF 1.19) – 54974121981
Enzyme, die mit dem wiederhergestellten Flavodoxin als Spender interagieren.

Oxireduktasen (CF 1.20) – 54864121971
Enzyme, die mit Phosphor oder Arsen als Spender interagieren;

Oxireduktasen (CF 1.21) – 64874121981
Enzyme, die mit dem Molekül X—H und Y—H interagieren mit Bildung der Verbindung X—Y;

Oxireduktasen (CF 1.22) – 54864121871
Enzyme, die mit Halogenen als Spender interagieren;

Oxireduktasen (CF 1.97) – 64854974961

Für andere Oxidoreduktasen gilt folgende Zahlenreihe – **54867121981**.

2. Transferasen – 58149129681
Bewegen Fragmente von den einen Molekülen zu anderen.

Transferasen (CF 2.1) – 54846121871
Enzyme, die EinKohlenstoffGruppen bewegen.

Transferasen (CF 2.2) – 54651831841
Enzyme, die Aldehyd und Ketongruppen bewegen.

Transferasen (CF 2.3) – 54871854961
Enzyme, die Acylreste bewegen (Acyltransferasen).

Fettsäure Synthasen (CF 2.3.1) – 61849129748
Enzyme, die Fettsäuren synthetisieren.

Lecithin-Cholesterin-Acyltransferase (CF 2.3.1.43) – 18421721681
Ein Enzym, das freies Cholesterin von Lipoproteinen einer hohen Dichte in Cholesterinesther umwandelt, die eine hydrophobere Form von Cholesterin sind. Als Folge gibt es eine Reinigung von Cholesterin in den peripheren Geweben.

Histonacetyltransferase (2.3.1.48) – 51841671481

Ein Enzym, das Lysinreste in den Histonen acetyliert. Eine Transkriptionsaktivierung der DNS.

Arylalkylamino-N-Acetyltransferase (CF 2.3.1.87) – 48948121868

Ein Enzym der Epiphyse, das die zirkadianen Rhythmen des Menschen und der Tiere reguliert, «Enzym der Zeit». Hier kann man sehen, dass die Zeit für den Körper eine abgeleitete Größe ist von der Interaktion Ihres Bewusstseins mit der Ewigkeit. Jede beliebige Substanz des Körpers kann aus so einem Kontakt entstehen, und der bereits geborene Mensch kann durchaus eine ewige Anzahl seiner Entwicklung herstellen durch das Wissen dieser Natur der Wechselwirkungen. Auf der Ebene der Enzyminformation kann man auf diese Weise den materiellen Plan realisieren, und die Konzentration auf Zahlen schafft ein bestimmtes System der Entwicklung der zukünftigen Ereignisse. In der Wahrnehmung sieht es auf der lichtoptischen Ebene so aus, dass ein bestimmter Lichtpfad sich in der unendliche Zeit entfaltet. Und, unabhängig davon, wie viel er sich entwickelt, der Teil der nicht aufgedreht ist, bleibt es die ganze Zeit vom fast selben Umfang. Dieses Prinzip ist ebenso ein Produkt für die Herstellung des Epiphysenenzyms.

Bei einer großen Steuerungsanzahl, die unter anderem zu den Enzymen gehört, muss man eine einfache Struktur der Selbstwahrnehmung des Körpers abtrennen, da wo die Erschaffung durch Erkenntnis und Verständnis geschieht. Das Element der Erkenntnis selbst enthält das

Element der Erschaffung des Körpers. Auf Ebene der Enzyme zeigt sich das in der materiellen Form, als Aktivität der Enzyme. Daher ist die Struktur der Erkenntnis in die physische Dynamik der Enzyme einbezogen, und man kann die nötigen Ebenen durch Beobachtung der Aktivität der Enzyme durch sein Bewusstsein erfahren.

Das Enzym gehört zu den Acetyltransferasen und kontrolliert die Synthese des Hormons Melatonin.

Gamma-Glutamyltranspeptidase (CF 2.3.2.2) –14825427981

Ist am Aminosäurestoffwechsel beteiligt. Befindet sich in der Leber, Bauchspeicheldrüse und den Nieren. Bei der Steuerung durch Zahlenreihen des gegebenen Enzyms kann man entdecken, dass wenn man die ersten fünf Zahlen des Enzyms benutzt, man die Arbeit der inneren Organe normieren kann, unter der Voraussetzung, dass sie zukünftig genau so normal arbeiten werden, d.h. direkt das Element der zukünftigen Information einlegen. Befindet sich in der Leber, Bauchspeicheldrüse, den Nieren.

Citratsynthase (CF 2.3.3.1) – 51854648978

Katalysiert die Reaktion der Acetat und Oxalacetatkondensation, als Folge bildet sich Citrat. Das Enzym befindet sich in der mitochondrialen Eukaryontenmatrix, wird jedoch durch das Kerngenom kodiert. Die Synthese wird durch die Ribosomen des Cytoplasmas durchgeführt, dann wird die Citratsynthese in die Mitochondrienmatrix transportiert.

Transferasen (CF 2.4) – 54649121864

Enzyme, die Zuckerreste transportieren (Glykosyltransferasen).

Transferasen (CF 2.5) – 67484124891

Enzyme, die Alkylund Arylgruppen, mit Ausnahme von Methylresten, transportieren.

Transferasen (CF 2.6) – 58964121971

Enzyme, die Atomgruppen transportieren, die Stickstoff enthalten.

Aspartat-Aminotransferase (ACT, АсАт) (CF 2.6.1.1) –14858211498

Ein endogenes Enzym der Gruppe der Transferasen, Untergruppe der Aminotransferasen, weit verbreitet in der Medizinpraktik für Labordiagnostik des Zustands des Herzmuskels und der Leber. AspartatAminotransferase wird intrazellulär synthetisiert, und in der Regel kommt nur ein geringer Teil dieses Enzyms ins Blut.

Alanin-Aminotransferase (АЛТ, АлАт) (CF 2.6.1.2) – 18248212198

Ein endogenes Enzym der Gruppe der Transferasen, Untergruppe der Aminotransferasen, weit verbreitet in der Medizinpraktik für Labordiagnostik des Leberzustands. Sie wird intrazellulär synthetisiert, in der Regel gelangt nur ein kleiner Teil davon ins Blut.

Transferasen (CF 2.7) – 64974121861

Enzyme, die phosphorhaltige Reste transportieren.

Hexokinase (CF 2.7.1.1) – 29864129748

Ein cytoplasmatisches Enzym der Klasse der Transferasen. Ist in allen Geweben enthalten, mit Ausnahme des Leberparenchyms, katalysiert die Reaktion der Glykolyse – ein Prozess der aufeinanderfolgenden Spaltung der Glukose in den Zellen, die von ATPSynthese begleitet wird.

Glukokinase (CF 2.7.1.2) – 64974989471

Das Enzym kommt vor allem in den Hepatozyten vor, den Zellen der Bauchspeicheldrüse. Wandelt überflüssige Glukose im Blut, die nach der Nahrungsaufnahme entsteht, in Glukogen um.

Thymidinkinase (2.7.1.21) – 64971831961

Ein Enzym der Gruppe Kinasen. Ist in den meisten lebenden Zellen vorhanden. Katalysiert die Reaktion der Phosphorylierung von Thymidin.

Kreatinkinase (CF 2. 7. 3. 2) – 64974184971

Katalysiert die Reaktion der Phosphorylierung von Kreatin. Ein Enzym, das die Muskelzellen mit Energie versorgt für die Muskelkontraktion.

DNS-Polymerase (CF 2.7.7.7) – 54864121971

Ein Enzym, das bei der Replikation der DNS Beteiligt ist. Katalysiert die Polymerisation der Desoxyribonukleotiden entlang der Kette der Nukleotide der DNS.

Reverse-Transkriptase (RNS-abhängige DNS-Polymerase) (CF 2.7.7.49) – 89464121971
Katalysiert die Synthese der DNS auf der Matrix der RNS im Prozess, der sich ReverseTranskription nennt.

Tyrosin-Proteinkinase Blk (2.7.10.2) – 61421421871
Eine nichtRezeptorTyrosikinase der Familie Src, die eine Rolle spielt bei der intrazellulären Signaltransduktion und der Differenzierung von BLymphozyten.

5'AMPaktivierende Proteinkinase (CF 2.7.11.31) – 61421751981
Eine zelluläre Proteinkinase. Kontrolliert den Energiehaushalt der Zelle. Wird aktiviert bei erheblichem Gebrauch der Energie der Zellen, z.B. bei physischer Aktivität und schrittweiser Erhöhung des intrazellulären AMPNiveaus. Als Folge der Aktivierung des Enzyms geht die Zelle in einen Energiesparzustand über.

Transferasen (CF 2.8) – 69874129891
Enzyme, die schwefelhaltige Gruppen bewegen;

Transferasen (CF 2.9) – 59864979871

Enzyme, die selenhaltige Gruppen bewegen.

Transferasen (CF 2.10) – 54864129878

Enzyme, die molybdän oder wolframhaltige Gruppen bewegen.

3. Hydrolasen – 89464129871

Spalten große Moleküle in kleinere Moleküle.

Hydrolasen (CF 3.1) – 51864129891

Eine hydrolysierbare Verbindung – eine Esterbindung.

Esterasen: Nuklease, Phosphodiesterase, Lipase, Phosphatase und andere.

Pankreaslipase (CF 3.1.1.3) – 58213218917

Ein lipolytisches Enzym der Bauchspeicheldrüse, Spaltet Triglyceride zu Monoglyceriden und Fettsäuren im Zwölffingerdarm.

Phospholipase A2 (CF 3.1.1.4) – 64874129871

Ein lipolytisches Enzym der Bauchspeicheldrüse, das Phospholipide und Lecithin im Zwölffingerdarm spaltet.

Acetylcholinesterase (CF 3.1.1.7) – 61854821871

Ist in den Synapsen des Nervensystems enthalten. Katalysiert die Hydrolyse des Neurotransmitters Acetylcholin zu Cholin und Essigsäureresten.

Lipoproteinlipase (CF 3.1.1.34) – 56489178961
Spaltet Triglyceride der Chylomikronen und Lipoproteinen einer sehr niedrigen Dichte, reguliert das Lipidniveau im Blut.

RPE65 (Cf 3.1.1.64) – 51849838971
Ein Enzym der Netzhautzellen, das bei der Regeneration des lichtempfindlichen Pigments beteiligt ist.

Phosphatase (CF 3.1.3.48) – 64854124871
Ein Enzym, das die Reaktion der Spaltung von Phosphorsäureesterbindungen von Proteinen katalysiert, ebenso von phosphorylierten Lipiden, Zuckern und Nukleotiden.

Alkalische Phosphatase (CF 3.1.3.1) – 14812128917
Spaltet Phosphat von vielen Molekültypen ab, z.B. von Nukleotiden, Proteinen und Alkaloiden. Das Enzym ist am aktivsten im alkalischen Milieu. Beim Menschen ist die alkalische Phosphatase in allen Geweben vorhanden.

Saure Phosphatase (CF 3.1.3.2.) – 12482128413
Ist in fast allen Geweben und Organen des Menschen enthalten, vor allem in den Blutzellen, der Prostata, Leber, Nieren, Knochen. Katalysiert die Spaltung von Esterbindungen mit Bildung von freiem Orthophosphat.

Phosphodiesterasen (unterUnterklasse CF 3.1.4) – 68974129871

Ist in praktisch allen Geweben des Menschen enthalten. Eine Gruppe von Enzymen, die die Phosphordiesterbindung hydrolysieren Dnsase, Rnsase, cAMPPhosphodiesterase, Phospholipase C und Phospholipase C.

Steroidsylfatase (CF 3.1.6.2) – 84974121861

Eine Sulfatase des Menschen, die im Steroidstoffwechsel beteiligt ist.

Desoxyribonuklease (CF 3.1.21.1) – 64874121861

Katalysiert die hydrolytische Spaltung der DNS mit Bildung von Oligonukleotiden.

Ribonuklease (CF 3.1.27.1 и 3.1.27.5) – 64854121898

Katalysiert die Spaltung der Ribonukleinsäuren; ist in allen Zellen aller Organismen weit verbreitet.

Hydrolasen (CF 3.2) – 54964129871

Eine hydrolysierte Verbindung – des Zuckers.
Glykosidasen: Amylase, Hyaluronidase, Lysozym und andere.

Hyaluronidase (CF 3.2.1) – 64974121981

Eine Gruppe von Enzymen, die saure Mucopolysaccharide spalten, als Folge dessen erhöht sich die Durchlässigkeit der Gewebe aufgrund der

Abnahme der Viskosität der Mucopolysaccharide, die deren Bestandteil sind. Hyaluronidase ist Bestandteil der Speichelzusammensetzung. Testikuläre Hyaluronidase, die im Sperma von Säugetieren enthalten ist, trägt zum Prozess der Befruchtung der Eizelle bei.

Alpha-Amylase (CF 3.2.1.1) – 14854211451

Ein Enzym des Speichels, spaltet Stärke in kürzere Segmente und lösliche Zucker. Ein Enzym der Bauchspeicheldrüse, spaltet Stärke und andere Polysaccharide im Zwölffingerdarm.

Inulinase (CF 3.2.1.7) – 58964120871

Katalysiert die Hydrolyse von Insulin zu Fruktose. Ist in Pflanzen enthalten, in denen Insulin vorkommt, z.B. in Tapinambure.

Isomaltase (CF 3.2.1.10) – 54974121861

Ein Enzym des Dünndarms, spaltet Maltose und Isomaltose zu Glukose.

Lysozym (CF 3.2.1.17) – 69874129871

Ein Enzym, das im Körper von Menschen und Tieren enthalten ist, das die Zellwände der Bakterien zerstört, das eine nichtspezifische antibakterielle Barriere an den Kontaktstellen mit der äußeren Umgebung erschafft. Kommt vor in der Tränenflüssigkeit, dem Speichel, der Nasenschleimhaut, Muttermilch, Milz, Lunge, Nieren, Leukozyten.

Neuraminidase (exo-α-Sialidase) (CF 3.2.1.18) – 64971851807
Ist in den Membranen bestimmter Viren enthalten. Es gibt die Möglichkeit, dass die Aktivität der Neuraminidase den Viruspartikeln hilft, durch die Sekrete der Schleimhäute einzudringen, um an die Zielzellen des Epithels der Atemwege ranzukommen.

Maltase (α-Glukosidase) (CF 3.2.1.20) – 61721421861
Ein Enzym des Dünndarms, katalysiert die Spaltung von Maltose zu Glukose. Beim Menschen ist Maltase Bestandteil des Speichels, des Darmsaftes, Blutes und der Leber.

Invertase (CF 3.2.1.26) – 61937421871
Ein Enzym, das die Hydrolyse der Saccharose zu Fruktose und Glukose katalysiert. Für den industriellen Einsatz der Invertase bekommt man diese mit Hilfe von Hefe. Invertase wird auch von Bienen synthetisiert, die diese für die Herstellung von Honig aus dem Nektar verwenden.

Saccharase (CF 3.2.1.26) – 61831421801
Spaltet die Saccharosemoleküle zu Glukose und Fruktose. Wird durch die Darmschleimhaut des Dünndarms synthetisiert.

Laktase (CF 3.2.1.108) – 71854121871
Ein Enzym des Dünndarms, spaltet Laktose zu Glukose und Galaktose.

Hydrolasen (CF 3.3) – 54964121971

Eine hydrolysierbare Verbindung – eine Etherbindung.

Hydrolasen (CF 3.4) – 68947129891

Eine hydrolysierbare Verbindung – eine Peptidbindung.

Proteasen: Trypsin, Chymotrypsin, Elastase, Thrombin, Renin und andere.

Alaninaminopeptidase (CF 3.4.11.2) – 89464121971

Ein Enzym des Dünndarms, katalysiert das Endstadium der Zersetzung von Peptiden, die bei Hydrolyse von Nahrungseiweißen gebildet werden unter Einwirkung von gastrischen und pankreatischen Proteasen.

Carboxy-Peptidase A (CF 3.4.17.1.) – 51631831791

Carboxy-Peptidase B (CF 3.4.17.2.) – 56489121874

Chymotrypsin (CF 3.4.21.1.) – 51861831871

Trypsin (CF 3.4.21.4.) – 68974129871

Thrombin (CF 3.4.21.5) – 64974121981

Ein proteolytisches Enzym, katalysiert den Prozess der Umwandlung von Fibrinogen zu Fibrin – ein Protein, das notwendig ist für die Blutgerinnung und um Blutungen zu stoppen.

Fibrinolysin (Plasmin) (CF 3.4.21.7.) – 56478129871

Hauptsächliche Spaltung von Fibrin.

Enteropeptidase (CF 3.4.21.9.) – 51864121074

Ein Enzym des Zwölffingerdarms und des Dünndarms, wandelt Trypsinogen in Trypsin um.

Elastase (CF 3.4.21.36) – 14854218791

Proteolytische Enzyme des Pankreas, spalten Proteine und Peptide zu Aminosäuren im Zwölffingerdarm.

Protein C (CF 3.4.21.69) – 68947121871

Das hauptphysiologische Antikoagulant.

Urokinase (CF 3.4.21.73) – 64871401589

Wir in der Niere gebildet. Nimmt Teil an der Auflösung von Blutgerinnseln, aktiviert die Umwandlung von Plasminogen zu Plasmin.

Papain (CF 3.4.22.2) – 89474121961

«Pflanzliches Pepsin» – ein pflanzliches Enzym, das die Hydrolyse von Proteinen, Peptiden, Amiden und Esther von basischen Aminosäuren katalysiert. Ist in großen Mengen im Melonenbaum – Papaya enthalten.

Pepsin (CF 3.4.23.1) – 58421444981

Ein Enzym des Magensaftes, das Proteine spaltet.

Renin (CF 3.4.23.15) – 18215432181

Dieses Enzym wird in den Nieren synthetisiert, es katalysiert die Hydrolyse von Angiotensinogen (Glykoprotein des Blutplasmas) mit Bildung von Angiotensin I, aus dem das Hormon Angiotensin II gebildet wird, das die Verengung von Gefäßen verursacht und zum erhöhten Blutdruck beiträgt.

Hydrolase (CF 3.5) – 64874124891

Eine hydrolysierbare Verbindung – eine nichtpeptidKohlenstoffStickstoffverbindung.

L-Asparaginase (CF 3.5.1.1) – 64871901984

Katalysiert die Hydrolyse von hauptsächlich LAsparagin.

Hydrolase (CF 3.6) – 54864174891

Eine hydrolysierbare Verbindung – ein Säureanhydrid.

Natrium-Kalium-Adenositriphosphatase (CF 3.6.3.9) – 61849121871

Das Enzym befindet sich in der Zellmembran. Es kommt in nahezu allen Zellen des Menschen vor sowie in Zellen von anderen Organismen. Der Hauptzweck – das Zellpotential zu erhalten und das Zellvolumen zu regulieren.

Wasserstoff-Kalium-Adenosintriphosphatase (CF 3.6.3.10) – 51864851781

Ist eine Protonenpumpe und spielt eine sehr wichtige Rolle bei der Sekretion von Salzsäure im Magen.

Helikase (CF 3.6.4.) – 61871421981

Enzyme, die eine lokale Aufwicklung der DNSKetten verursachen mit Bildung von Replikationsgabeln im Prozess der Replikation, Transkription und Reparatur der DNS.

Hydrolase (CF 3.7) – 68937121981

Eine hydrolysierbare Verbindung – KohlenstoffKohlenstoffVerbindung (CC)

Hydrolase (CF 3.8) – 69471829481

Eine hydrolysierbare Verbindung – eine Halogenbindung.

Hydrolase (CF 3.9) – 59869179848

Eine hydrolysierbare Verbindung – StickstoffPhosphorBindung (PN)

Hydrolase (CF 3.10) – 61871421974

Eine hydrolysierbare Verbindung – StickstoffSchwefelBindung (SN)

Hydrolase (CF 3.11) – 69871851964

Eine hydrolysierbare Verbindung – KohlenstoffPhosphorBindung (CP)

Hydrolase (CF 3.12) – 58964129871

Eine hydrolysierbare Verbindung – Disulfidbrücke (SS).

Hydrolase (CF 3.13) – 69874129871

Eine hydrolysierbare Verbindung – SchwefelKohlenstoffBindung (CS).

4. Lyase – 84940129851

Spalten Gruppen von Substraten durch einen nichthydrolytischen Mechanismus, mit Bildung von Doppelbindungen.

Lyase (CF 4.1) – 54861901981

Enzyme, die KohlenstoffKohlenstoffBindungen spalten, z.B. Decarboxylasen (CarboxyLyase).

Glutamatdecarboxylase (CF 4.1.1.15) – 61853121978

Katalysiert die Umwandlung von Glutamat zu GABS (GammaAminonuttersäure) durch Decarboxylierung. GammaAminobuttersäure (GABS) ist eine der wichtigsten Neurotransmitter des Gehirns, nimmt Teil an Neurotransmitter und Stoffwechselvorgängen im Gehirn.

Ribulosebiphosphatcarboxylase (CF 4.1.1.39) – 61831971851

Eines der wichtigsten Enzyme in der Natur. Dank diesem Enzym startet der Umwandlungsmechanismus von anorganischem Kohlenstoff zu organischem Kohlenstoff durch Photosynthese und Chemosynthese. Das Hauptenzym der Pflanzenblätter. In diesem Fall kann man durch Konzentration auf den Zahlenreihen, die dem Enzym entsprechen, betrachten, wo die anorganische Natur der Realität sich die Eigenschaften der organischen Natur aneignet durch die Verteilung der Informationsebenen auf die Photosynthese und die Chemosynthese. D.h. wenn man diese beiden Informationsmengen betrachtet, kann man die Struktur der Entwicklung des organischen Systems zu dem überführen, dass von jeder äußeren Umgebung, von jedem anorganischen System sich Information bildet, die dem ewigen Leben Ihres Körpers entspricht. Auf diese Weise, auf der Ebene der Information, die den Enzymen entspricht, kann man den Mechanismus der Erschaffung des eigenen Körpers verstehen und beherrschen durch die äußere Umgebung, es reicht schon, die äußere Umgebung einfach nur wahrzunehmen durch jedes beliebige Niveau der Wahrnehmung.

Lyase (CF 4.2) – 61951421871

Enzyme, die KohlenstoffSauerstoffBindungen spalten, z.B. Dehydratase.

Carboanhydrase (CF 4.2.1.1.) – 61871421948

Ein zinkenthaltendes Enzym, das die Umkehreaktion der Spaltung von

Kohlensäure zu Kohlendioxid und Wasser katalysiert; ist am Transport von Kohlendioxid im Körper und an der Bildung von Salzsäure in den Parietalzellen der Magenschleimhaut beteiligt.

Lyase (CF 4.3) – 69854129871

Enzyme, die KohlenstoffStickstoffBindungen spalten (AmidinLyase).

Lyase (CF 4.4) – 69354121871

Enzyme, die KohlenstoffSchwefelBindungen spalten.

Lyase (CF 4.5) – 69754129781

Enzyme, die KohlenstoffHalogenVerbindungen spalten, z.B. DDTDehydrochlorinase.

Lyase (CF 4.6) – 48974121851

Enzyme, die PhosphorSauerstoffBindungen spalten, z.B. Adenylatcyclase.

Lyase (CF 4.7) – 59864859741

Enzyme, die CarbonPhosphorBindungen spalten.

Lyase (CF 4.99) – 54864129871

Schließt andere Lyasen ein.

5. Isomerase – 89564831971

Verändern die räumliche Anordnung der Moleküle.

Isomerase (CF 5.1) – 69834129871

Enzyme, die die Razemisierung (Razemase) und Epimerisierung (Epimerase) katalysieren.

Isomerase (CF 5.2) – 69854101989

Enzyme, die die geometrische Isomerisierung (cistransIsomerase) katalysieren.

Isomerase (CF 5.3) – 38975129861

Beinhaltet intramolekulare Oxidoreduktasen.

Isomerase (CF 5.4) – 64954124971

Beinhaltet Transferasen (Mutase).

Phosphoglukomutase (CF 5.4.2) – 64874921871

Spielt eine wichtige Rolle beim Kohlenhydratstoffwechsel. Ist ein Katalysator beim Prozess der Bildung von Glukose aus Glukogen.

Isomerase (CF 5.5) – 38964971981

Beinhaltet intramolekulare Lyase.

Isomerase (CF 5.99) – 64954121981

Beinhaltet andere Isomerasen, unter anderem Topoisomerase.

6. Ligase (Synthetase) – 51864121971

Ist an der Synthese neuer Moleküle beteiligt, welche für die Lebensfähigkeit des Körpers notwendig sind.

Ligase (CF 6.1) – 54847121978

Bildet Bindungen zwischen Sauerstoff und Kohlenstoff.

Ligase (CF 6.2) – 39864851971

Bildet Bindungen zwischen Schwefel und Kohlenstoff.

Ligase (CF 6.3) – 84974121981

Bildet Bindungen zwischen Stickstoff und Kohlenstoff.

Ligase (CF 6.4) – 84754124961

Bildet Bindungen zwischen Kohlenstoff und Kohlenstoff.

Ligase (CF 6.5) – 39864979891

Bildet Phosphordiesterbindungen.

DNS-Ligase (CF 6.5.1.1) – 31964121981

Enzyme, die die kovalente Vernetzung von DNSSträngen in der Duplex während der Replikation, Reparatur und der Rekombination katalysieren.

Ligase (CF 6.6) – 68936121978

Bildet Bindungen zwischen Stickstoff und Metallen.

Proteine, die unterschiedliche Funktionen im Körper ausführen

Transportproteine – 39654821971

Blutplasmaproteine sind am Transport von Nährstoffen beteiligt, von Sauerstoff, Kohlendioxid und anderen notwendigen Molekülen und Ionen im Körper.

Hämoglobin– 42185438912

Bei der Strukturformel muss man sich auf der gesamten Formel des Hämoglobins konzentrieren.

Proteine, die Eisenatome enthalten. In der Lunge bindet das Hämoglobin den roten Blutzellen Sauerstoff O_2 und transportiert ihn in alle Zellen des Körpers. Außerdem ist Hämoglobin am Transport von Kohlendioxid CO_2 aus den Geweben in die Lunge.

Lipoproteine des Blutplasmas – 48964129871

Ermöglichen den Transport von Cholesterin, Triacylglycerin.

Albumine des Blutserums – 81518432191

Proteine des Blutserums, die Fettsäuren transportieren, Bilirubin, Gallensäuren, Steroidhormone, anorganische Ionen.

Transthyretin – 68934121871

Transportiert Hormone der Schilddrüse.

Blutglobuline –81518432189

Transportieren Hormone, Lipide und Vitamine.

Zeruloplasmin– 58964129871

Ermöglicht den Transport von Kupferionen im Körper.

Transcobalamin – 58949129861

Ermöglicht den Transport des Vitamins B_{12}.

Myogobin – 39649859871

Ermöglicht den Transport von Sauerstoff in den Skelett- und Herzmuskeln.

Transferrin – 54936124981

Ein Protein, das den Transport von Eisen aus dem Darm ermöglicht, den Eisentransport zwischen den Gebieten der Synthese und dem Abbau von Hämoglobin, den Transport von Eisen zu anderen eisenhaltigen Proteinen. Verhindert die Ansammlung von dreiwertigem Eisen im Gewebe des Körpers.

Transkortin – 54754189871

Ermöglicht den Transport von Cortisol.

Retinolbindendes Protein – 19421851964

Ermöglicht den Transport von Vitamin A.

Transportproteine – 64854964719

Transportieren notwendige Stoffe durch die Zellmembran hindurch.

Speicherproteine – 31849121961

Ferritin – 51951431981

Ein Protein, das Eisen speichert, welches notwendig ist für die normale Bildung von Blutzellen.

Ein FerritinMolekül kann bis zu 4500 Eisenatome binden.

Ferritin schützt den Körper vor der toxischen Wirkung des Eisens, indem es das Eisen im gebundenen Zustand hält, da freies Eisen toxisch ist für den lebenden Organismus.

Ferritin ist vor allem in den Zellen der Leber zu finden, der Milz, dem roten Knochenmark und den Retikulozyten.

Myoglobin – 54689121971

Ist in den Muskeln konzentriert. Seine Hauptrolle – Sauerstoffspeicherung, den es vom Hämoglobin bekommt. Er wird schnell mit Sauerstoff gesättigt, und gibt es dann allmählich einer Vielzahl an Geweben ab.

Kontraktile und motorische Proteine – 31964854971
Aktin – 84954124971
Myosin – 89854129861

Proteine der Muskelfasern. Aktin und Myosin bilden die Grundelemente der kontraktilen Muskeln – AktomyosinKomplexe der Sarkomere.

Tibulin – 39864859871

Das Hauptprotein der Mikrotobuli, das kontraktile Funktionen besitzt. Man kann sagen, dass Tubulin zusammen mit Aktin und Myosin in die Klasse der Proteine eingeht, welche für die Bewegung der Zelle verantwortlich sind.

Strukturproteine – 68974129891

Kollagen –58964959431

Ein fibrilläres Protein. Bildet die Grundlage für das Bindegewebe des Körpers, wodurch es seine Festigkeit und Elastizität gewährleistet. Kollagen ist Teil der Sehnen, Knochen, Knorpel, Haut und anderer Geweben des Körpers.

Elastin – 38649121871

Ein Protein, das elastisch ist und den Geweben ermöglicht, sich bei Verletzung der Integrität des Gewebes wieder herzustellen. Elastin gibt Bindegeweben Elastizität.

Keratin – 36854129871

Ein sehr festes fibrilläres Protein.
Aus Keratin bestehen Haare, Nägel, Nashörner, Federn und Schnabel bei

Vögeln, Hufe und Klauen von Säugetieren.

Histone – 38149854961

Intranukleare Proteine. Stabilisieren die Raumstruktur der DNS.

Schutzproteine – 68131954971

Immunglobuline (Ig) – 58213215214
Immunglobulin G – 53964121971

Gelangt in den extravaskulären Raum besser als andere Immunglobuline, geht durch Plazenta durch, bietet passive Immunität bei Neugeborenen in den ersten Lebenswochen. Der Wirkmechanismus die Neutralisation von bakteriellen Toxinen, Erhöhung der Phagozytose.

Immunglobulin A – 31849129871

Die Hauptklasse der Antikörper in Tränenflüssigkeit, Speichel, Schleim, in gastrointestinalen und urogenitalen Sekreten.

Immunglobulin M – 38968121989

Die Hauptklasse von Antikörpern im frühen Stadium der primären Immunantwort.

Immunglobulin D – 38658121874

Rezeptoren für Antigene, befinden sich auf der Oberfläche der nichtaktivierten B-Lymphozyten.

Immunglobulin E – 49874129891
Antikörper, die mit der Oberfläche von Mastzellen verbunden sind.

Fibrinogen – 5843214981
Wandelt sich in nichtlösliches Fibrin um – die Grundlage des Dickstoffes bei Blutgerinnung. Fibrin bildet später Blutgerinnsel, bei der Vollendung des Prozesses der Blutgerinnung.
Fibrinogen wird in der Leber synthetisiert.

Interferon – 31649121981
Ein Protein, das im Körper synthetisiert wird und gebildet wird als Antwort auf das Eindringen eines Virus in den Körper. Einer der Wirkungsmechanismen – erzeugt Barrieren für die Virusreplikation.

Haptoglobin – 36848121871
Ein Protein des Blutplasmas, das Hämoglobin bindet, freigesetzt aus den roten Blutzellen und dadurch beschützt es den Körper vor der toxischen Wirkung des Hämoglobins, da Hämoglobin für das Gewebe des Körpers sicher ist, nur dadurch, dass es Bestandteil der roten Blutzellen ist.

Regulatorische Proteine – 68948129871
Tropomyosin – 69436129871

Troponin – 49564859871
Proteine gewährleisten die Aktivierung der Muskelkontraktion – und Entspannung unter Einfluss von Kalziumionen.

Die folgenden Stoffe spielen eine wichtige Rolle bei der Funktion des Körpers – HORMONE UND VITAMINE – haben sowohl eine Protein als auch eine nichtprotein Natur

Hormone – 38649129871
Stoffe, die mit der Koordination und Harmonisierung der Arbeit aller Systeme des Körpers beschäftigt sind. Bei der Konzentration auf Zahlenreihen, die den Hormonen entsprechen, kann man sehen, dass man für das ewige Leben Koordination braucht, die in allen Fällen auf das ewige Leben gerichtet ist, deshalb ermöglicht die Konzentration es, die Hormone direkt zu informieren auf diese Koordination aller Systeme des Körpers, damit die Systeme für immer funktionieren.
Hormone werden von den endokrinen Drüsen in mikroskopischen Mengen abgesondert.
Es gibt verschiedene Klassifikationen von Hormonen.

Hypothalamushormone – 84849121961

Thyroliberin – 51849131964

Man muss sich auf der gesamten Strukturformel des Thyroliberins konzentrieren, dann auf den Symbolen «O» und auf «C» in dieser Strukturformel. Dann muss man sich auf der Spiegelung dieser Strukturformel konzentrieren.

Thyroliberin stimuliert die Synthese und Sekretion des thyreotropen Hormons im vorderen Teil der Hypophyse.

Corticoliberin – 54854121868

Ser-Glu-Glu-Pro-Pro-Ile-Ser-Leu-Asp-Leu-
Thr-Phe-His-Leu-Leu-ArgGlu-Val-Leu-Glu-
Met-Ala-Arg-Ala-Glu-Gln-Leu-Ala-Gln-Gln-Ala-
His-SerAsn-Arg-Lys-Leu-Met-Glu-Ile-Ile-NH$_2$

Man muss sich auf der Spiegelung der Symbole konzentrieren.
Corticoliberin erhöht die Sekretion des vorderen Teils der Hypophyse des adrenocortikotropen Hormons βEndorphin, des lipotropen Hormons, des melanozytenstimulierenden Hormons.

Gonadoliberin – 58149121878

```
      1    2    3    4    5    6    7    8    9   10
Pyr Glu–His–Trp–Ser–Tyr–Gly–Leu–Arg–Pro–Gly–NH₂
```

Erhöht die Sekretion des vorderen Teils der Hypophyse der gonadotrophen Hormone – des luteinisierenden Hormons und des follikelstimulierenden Hormons.

Somatoliberin – 51801421961

```
Tyr-Ala-Asp-Ala-Ile-Phe-Thr-AsnSer-
Tyr-Arg-Lys-Val-Leu-Gly-Gln-Leu-Ser-
Ala-Arg-Lys-Leu-Leu-Gln-AspIle-Met-
Ser-Arg-Gln-Gln-Gly-Glu-Ser-Asn-Gln-
Glu-Arg-Gly-Ala-Arg-AlaArg-Leu-NH₂
```

Stimuliert die Synthese und Sekretion von Somatotrolin und Prolaktin im vorderen Teil der Hypophyse. Man muss sich auch auf der Reflexion der

Symbole der Formel konzentrieren.

Somatostatin – 51349871381

```
  S─────────────────────────────S
  |                             |
H-Ala-Gly-Cys-Lys-Asn-Phe-Phe-Trp-Lys-Thr-Phe-Thr-Ser-Cys-OH
```

Das Hormon wird im Hypothalamus synthetisiert, sowie im Magen, im Darm, Pankreas, in den peripheren Nervenenden, in der Plazenta, den Nebennieren, in der Augennetzhaut. Hemmt die Sekretion von Somatotrolin in der Hypophyse, sowie von Glykagon, Insulin, Gastrin, Sekretin, Parathormon, Immunglobulin, Renin, von Pankreasenzymen, verringert die Sekretion von Gallenflüssigkeit.

Man muss sich auf dem ersten Symbol «H» konzentrieren im linken Teil der Formel, und auf der Reflexion der Formel.

Vasopressin – 51849131961

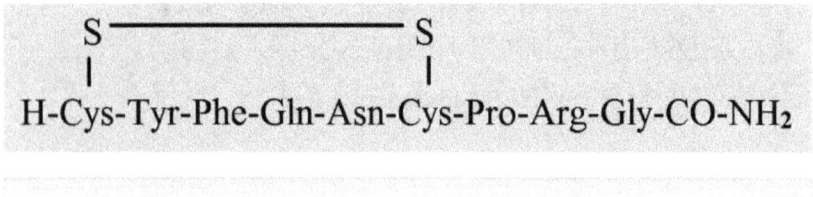

Ein Hormon, das im Hypothalamus in Form eines Prohormons gebildet wird, aber im hinteren Teil der Hypophyse angesammelt wird und von dort aus in das Blut abgegeben wird. Vasopressin erhöht die Resorption von Wasser durch die Wände der Sammelrohre der Nieren, wodurch die Konzentration des Urins erhöht und dessen Volumen verringert wird. Ein antidiuretischer Effekt. Erhöht den Tonus der Gefäße, erhöht den arteriellen Blutdruck.

Man muss sich auf den drei Symbolen konzentrieren, die die Formel beenden – «**N**», «**H**», Index «**2**» und auf der Reflexion der Formel.

Oxytocin — 31948121961

$$\begin{array}{c} S \longrightarrow S \\ | \quad\quad\quad\quad | \\ \text{H-Cys-Tyr- Ile -Gln-Asn-Cys-Pro-Leu-Gly-CO-NH}_2 \end{array}$$

Ein Hormon, das im Hypothalamus produziert wird in Form eines Prohormons, dann aber in den hinteren Teil der Hypophyse transportiert wird, wo es angesammelt und an das Blut abgegeben wird. Es stimuliert die Kontraktion der glatten Muskulatur der Gebärmutter, regt die Milchbildung an. Ist sehr wichtig für einen normalen Verlauf der Geburt, die Abtreibung des Fötus.

Man muss sich auf dem ersten Symbol «**H**» konzentrieren und auf der Reflexion der Formel.

Hormone der Epiphyse – 51349148741

Melatonin – 31849147861

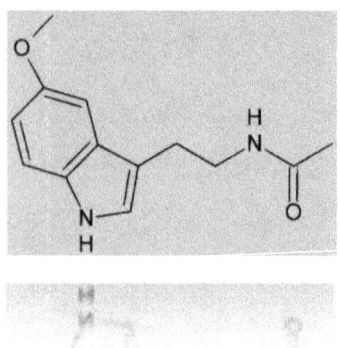

Gewährleistet die Regulation der Biorhythmen der endokrinen Funktionen und des Stoffwechsels für die Anpassung des Körpers an verschiedene Lichtbedingungen. Reguliert den Pigmentstoffwechsel, hemmt die Entwicklung von sexuellen Funktionen und die Wirkung vom gonadotropen Hormon bei Erwachsenen.

Man muss sich auf der Reflexion der Formel konzentrieren.

Glomerulotonin– 51421721841

Stimuliert die Sekretion des Hormons Aldosteron in der Nebennierenrinde.

Hormone der Hypophyse – 84971261749

Hormone des vorderen Teils der Hypophyse (Adenohypophyse) 53874121864

Somatotropin (Wachstumshormon) – 51482147981

$$C_{990}H_{1528}N_{262}O_{300}S_{7}$$

Stimuliert die Proteinsynthese. Beeinflusst den Stoffwechsel von Kohlenhydraten und Fetten. Beschleunigt das Wachstum des Körpers, der Knochen und Muskeln.

Thyreotropin – 48545159841

Reguliert die Funktion der Schilddrüse. Erhöht die Synthese und Sekretion der Schilddrüsenhormone.

Kortikotropin (Adrenokortikotropin, AKTH) – 14854219181

Ser·Tyr·Ser·Met·Glu·His·Phe·Arg·Trp·Gly·
Lys·Pro·Val·Gly·Lys·Lys·Arg·Arg·Pro·Val·
Lys·Val·Tyr·Pro·Asp·Ala·Gly·Glu·Asp·Gln·
Ser·Ala·Glu·Ala·Phe·Pro·Leu·Glu·Phe

Stimuliert die netzförmige Zone und die zona fasciculata der Nebennieren. Reguliert die Synthese und Sekretion von Kortikosteroiden in der Nebennierenrinde.

Follikelstimulierendes Hormon – 54851549184

Stimuliert das Wachstum der Follikel in den Eierstöcken der Frau, die Spermatogenese bei Männern.

Luteinisierendes Hormon – 51485219949

Stimuliert die Entwicklung des Gelbkörpers nach dem Eisprung und die Synthese von Progesteron bei Frauen. Bei Männern stimuliert es die Entwicklung des interstitiellen Gewebes der Hoden und die Sekretion von Androgenen.

Prolaktin – 14582158948

Stimuliert das Wachstum und die Entwicklung der Milchdrüsen, ist wichtig für die Milchbildung.

Hormone der hinteren Hypophyse
(Neurohypophyse) 61421721871

Hormone der Schilddrüse – 53149874121

Tirotoxin – 14845459818

$HO-\text{(Ring, I, I)}-O-\text{(Ring, I, I)}-CH_2CH(NH_2)COOH$

Trijodthyronin – 54815455181

Tirotoxin und Trijodthyronin beschleunigen den Stoffwechsel des gesamten Körpers. Beeinflussen das Wachstum und die Entwicklung des menschlichen Körpers, sind an adaptiven Reaktionen beteiligt.

Tireocalcetonin – 51871421481

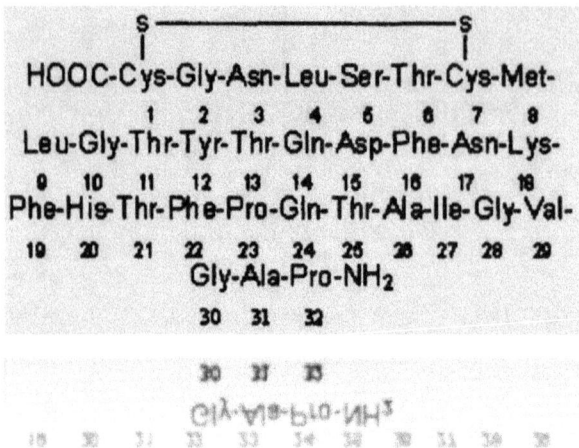

Ist beim Stoffwechsel von Calcium und Phosphor beteiligt, senkt den Calcium und Phosphatspiegel im Blutplasma.

In diesem Fall muss man sich auch auf der gesamten Formel konzentrieren und dabei betrachten, wie das kreative Element der Steuerung sich im geometrischen Raum bildet, der der Formel entspricht.

Hormone der Nebenschilddrüsen 51421721861

Parathyroidhormon – 31871421961

Erhöht die Calciumkonzentration im Blutplasma und reduziert den Calciumspiegel in den Knochen, senkt den Phosphatgehalt im Blutplasma.

Calciotonin – 31971781949

Ist beim Calciumund Phosphorstoffwechsel beteiligt, senkt den Calciumund Phosphatgehalt im Blutplasma.

Pankreashormone

(LangerhansInseln) – 31421721861

Insulin – 58454219188

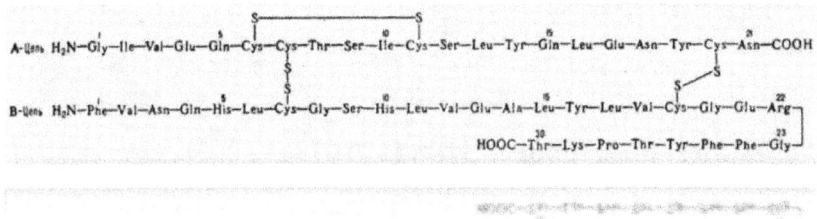

Wird in den Betazellen der LangerhalsInseln des Pankreas gebildet. Insulin beeinflusst den Stoffwechsel in nahezu allen Geweben. Die Hauptwirkung von Insulin ist es, die Glukosekonzentration im Blut zu senken. Insulin erhöht die Permeabilität der Plasmamembran Glukose gegenüber, aktiviert Schlüsselenzyme der Glykolyse, stimuliert die Bildung von Glykogen aus Glukose in der Leber und den Muskeln, erhöht die Synthese von Fetten und Proteinen. Weiterhin unterdrückt Insulin die Aktivität von Enzymen, die Glykogen und Fett spalten.

Glukagon – 54821574918

NH₂-His-Ser-Gln-Gly-Thr-Phe-Thr-
Ser-Asp-Tyr-Ser-Lys-Tyr-Leu-Asp-
Ser- Arg-Arg-Ala-Gln-Asp-Phe-Val-
Gln-Trp-Leu- Met-Asn-Thr-COOH

Stimuliert die Synthese und den Abbau von Glykogen in der Leber zu Glukose.

Nebennierenhormone – 31484121671
Nebennierenrindenhormone 84936121748

Cortisol (Hydrocortison) – 58514227989

Wird unter dem Einfluss des adrenokortikotropen Hormons (AKTH) sekretiert.

Reguliert den Kohlenhydratstoffwechsel und nimmt Teil an der Entwicklung von Stressreaktionen.

Kortison (C21H28O5) – 31484121861

Ein Glukokortikoid – stimuliert die Glukoneogenese.

Man muss sich auf der gesamten chemischen Formel konzentrieren.

Aldosteron – 91499114889

Stoffwechsel von Elektrolyten und Wasser, die Aufrechterhatung eines normalen Niveaus von Na+ und K+.
Man muss sich auf der gesamten Formel konzentrieren.

Hormone des Nebennierenmarks 49874121861

Adrenalin ($C_9H_{13}NO_3$) – 53142184161

Ein Hormon des Nebennierenmarks.
Stimuliert den Abbau von Glukogen, ist Gegenspieler des Insulins. Stimuliert die Lipolyse des Fettgewebes. Erhöht die Frequenz und Kontraktionskraft des Herzens, den Tonus der Arteliolen, den Blutdruck, stimuliert die Kontraktion vieler glatter Muskeln.
Entspannung der Bronchialmuskulatur, Hemmung der motorischen Funktion des MagenDarmTrakts und Erhöhung des Tonus seiner Schließmuskeln, erhöht den Gefäßtonus und als Folge dessen auch den Blutdruck, erhöht die Funktionsfähigkeit der Skelettmuskeln.
Man muss sich auf den ersten beiden Symbolen der chemischen Formel konzentrieren, d.h. auf «C», Index «9», und man muss sich auf der

gesamten Strukturformel konzentrieren, sowie auf ihrer Reflexion.

Noradrenalin (C₈H₁₁NO₃) – 49874121861

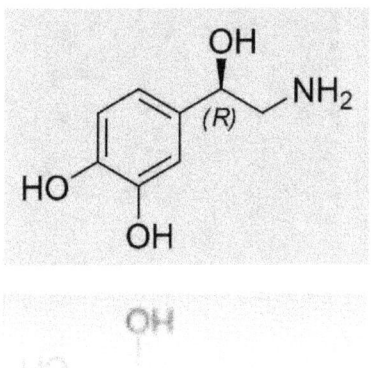

Erhöht den Tonus der Arteriolen und den Blutdruck.

Ist bei Übertragung der Erregung von Nervenenden an den Effektor in den Neuronen des zentralen Nervensystems beteiligt.

Man muss sich auf dem dritten, vierten und fünften Symbol der chemischen Formel konzentrieren, d.h. auf «**H**», Index «**1**», Index «**1**». Man muss sich auf den beiden oberen Symbolen der Strukturformel konzentrieren, also auf «**O**» und «**H**».

Sexualhormone – 314217218618

Eierstockhormone 64831484971

Estron ($C_{18}H_{22}O_2$) – 49874121861

Man muss sich auf den ersten drei Symbolen der chemischen Formel konzentrieren, d.h. auf «C», Index «1» und Index «8», und auf den unteren Symbolen der Strukturformel konzentrieren, also auf «H», «O».

Estradiol ($C_{18}H_{24}O_2$) – 52143219891

Estron und Estradiol – sind Östrogene. Stimulieren das normale

Wachstum und die Entwicklung der weiblichen Geschlechtsorgane. Den normalen Verlauf des weiblichen Geschlechtszyklus. Fördern die Entwicklung der Milchdrüsen. Stimuliert die Entwicklung der sekundären Geschlechtsmerkmale.
Man muss sich auf der gesamten Strukturformel konzentrieren.

Progesteron (wird im Gelbkörper gebildet) ($C_{21}H_{30}O_2$) – 51421541981

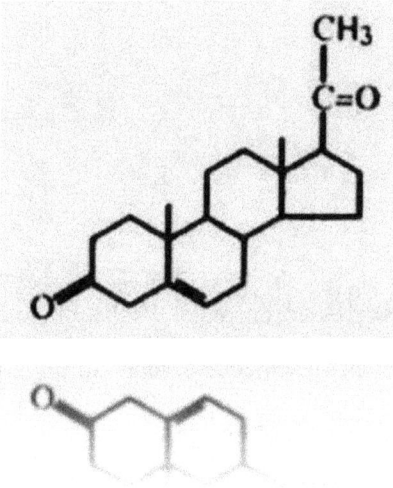

Bereitet das Endometrium des Uterus für die Implantation der befruchteten Eizelle. Stimuliert die Entwicklung der Alveolen der Milchdrüsen.

Hormone der Hoden – 31849121861

Testosteron – 51454214389

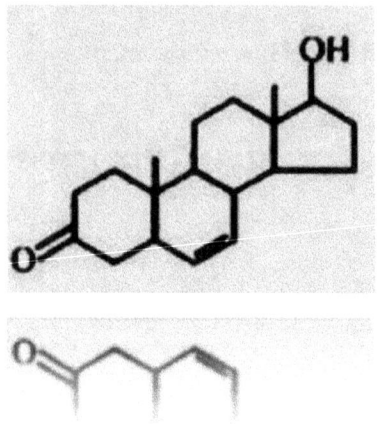

Die Bildung von Androgenen. Stimuliert das normale Wachstum, die Entwicklung und Funktion der männlichen Geschlechtsorgane. Stimuliert die Entwicklung der sekundären Geschlechtsmerkmale.

Man muss sich auf der gesamten Strukturformel konzentrieren. Emotionen kann man schematisch definieren als Reaktion auf eine Kombination bestimmter Hormone. Dann kann man Emotionen in Form von Information über bestimmte chemische Formeln wahrnehmen. Das ermöglicht es, Information der wahren Emotion zu unterscheiden von Informationen, die dem Muster von Emotionen entsprechen, die durch Wahrnehmung der entsprechenden chemischen Formel entstehen. Bei der Steuerung von Ereignissen kann dieser Ansatz helfen die Information der Realität von Störungen zu unterscheiden und die Erreichung der Steuerung zu beschleunigen.

Oft ist es bei der Formierung zukünftiger Ereignisse, wenn man eine gute Zukunft programmiert, wünschenswert formale Konstruktionen zu haben, die diese Systeme beschreiben. Dafür kann man chemische Formeln verwenden, dessen Norm die Norm der Phänomene beschreibt, die durch die Formeln beschrieben werden.

Bei der Gestaltung der Zukunft muss man wissen, dass Steuerung zu positiven Empfindungen und Harmonie für andere führt. Um wahrzunehmen, dass Ereignisse, die Sie gestalten, gute Empfindungen bei anderen Menschen hervorrufen, kann man Orientierungspunkte nutzen, die an die chemischen Elemente befestigt sind. Das wird Ihnen ermöglichen anderen besser beim ewigen Leben zu helfen. Da es im ewigen Leben eine unendliche Anzahl an Möglichkeiten gibt, ist es wichtig, dass mit dieser Methode der Nutzung der Information der chemischen Elemente man gleich eine für den Menschen harmonischere Steuerung bilden kann in die Richtung der Entwicklung des ewigen Lebens.

In konkreten Fällen kann man Modelle der verschiedenen Emotionen und Gefühle der chemischen Formeln betrachten.

Das Modell der chemischen Kraftformel – **$C_{10}H_{16}N_5O_{13}P_3$** – kann man wie folgt benutzen: sich auf der chemischen konzentrieren und auf den Zahlen **98148**, und eine Erhöhung der Kräfte wahrnehmen. Durch eine solche Wahrnehmung kann man reell die steuernde seelische Handlung verstärken.

Das Modell der chemischen Schmerzformel – $C_{20}H_{32}N_5O_5$ – kann man wie folgt benutzen, um Schmerzen zu lindern: sich konzentrieren auf der Zahlenreihe **898041** vor der chemischen Schmerzformel und auf der Zahlenreihe **48904** nach der Formel.

Das Modell der chemischen Angstformel – $C_9H_{13}NO_3$ – kann man für die Bewältigung der Angst benutzen und die Ausarbeitung der erforderlichen Handlungen, die die Ursache der Angst neutralisieren, indem man sich vor der chemischen Formel auf den Zahlen **316918** konzentriert. Wenn die Angst bei bestimmten Situationen nicht auftaucht, dann kann man die Formel bei Erforschung der Ereignisse benutzen, wenn die Angst bei den anderen sein kann und man ihnen helfen muss, die Situation zu normieren zu einer harmonischen Ebene, die keine Angst enthält.

Das Modell der chemischen Liebesformel – $C_{43}H_{66}N_{12}O_{12}S_2$ – ermöglicht es zu sehen, dass die Liebe selbst durch die Formel beschrieben wird, aber durch Seele und Bewusstsein wahrgenommen wird, das ist genug um zu verstehen, dass Liebe die Grundlage der Welt ist.

Das Modell der chemischen Glücksformel – $C_8H_{11}NO_2$ – ermöglicht es bei der Steuerung der Ereignisse glückliche Ereignisse um die Information dieser chemischen Formel herum zu bilden.

So kann man sehen, dass bei der Wissenschaft der Steuerung der Realität man durch sein Bewusstsein eine bestimmte Richtung anwenden kann, welches verschiedene formulierte Aufzeichnungen verwendet, die die Realität spiegeln, für eine genauere Realitätssteuerung.

Im ersten Jahr an der Universität von Taschkent hatte ich einen Kurs zum

Thema der axiomatischen Logik. Während des Studiums dieses Kurses gab es die Information, dass Kurt Gödel in seinem Unvollständigkeitssatz festgestellt hat, dass wenn das System der Axiome, auf dem die Theorie aufbaut, widerspruchsfrei ist, dann ist die Theorie unvollständig, d.h. man kann nicht alles formalisieren. Die Schlussfolgerungen dieses Satzes haben zur Etablierung einer Begrenzung des theoretischen Wissens auf seinen Wegen der Formalisierung geführt. In meinem Verständnis muss man für die Lösung dieses Problems ein Element der Realität selbst benutzen – sein Bewusstsein. Dann habe ich Systeme der Steuerung ausgearbeitet und einzelne Formeln, die die Möglichkeit beschreiben, die Realität zu steuern. In diesem Systemen der Steuerung wurden die Phänomene der Realität, die man nicht beschreiben kann, in Form von dynamischen Gliedern der Steuerungssysteme aufgeschrieben, die in Form von Funktionen der Reaktion auf Formeln, die auf die Ewigkeit des Bewusstsein des Menschen eingestellt sind. So habe ich bewiesen, dass man die nötige Steuerung immer erreichen kann, wenn es um das Ziel geht, das zur Ewigkeit dessen führt, der das Ziel formuliert hat. D.h. derjenige, der das ewige Leben als Ziel hat, kann immer das erreichen, was er will, und dabei müssen seine Wünsche zum ewigen Leben für alle beitragen. Wenn man als Werkzeug der Forschung der Realität in der wissenschaftlichen Forschung sein Bewusstsein im Bereich der Hellseherfähigkeiten nutzt, habe ich festgestellt, dass man exakte Antworten auf jede Frage bekommen kann durch das Bewusstsein, und die Interpretation der Lösung der Aufgabe kann man optimaler zusammensetzten auf Grundlage dieser Antworten. Und dementsprechend kann jeder Prozess auf diese Weise formal beschrieben werden.

Auf diese Weise habe ich bewiesen durch praktische Ergebnisse beim Erhalten genauer Antworten auf die Fragen, dass man alle Phänomene der Realität korrekt wahrnehmen kann. Und das bedeutet, dass wenn man das Bewusstsein des Menschen hinzufügt als Studienobjekt, kann man behaupten, dass alle Phänomene der Realität im Moment des Richtens der Handlung in Richtung der Ewigkeit, kann man das Bewusstsein formalisieren, da man in seinem Bewusstsein mit 100%iger Genauigkeit Antworten über den Zustand der Realität bekommen kann. Das geht über den Rahmen von Gödels Unvollständigkeitssatz hinaus. Möglicherweise hatte Gödel nicht die Möglichkeit zu einer besseren Studie, da er keine Aufzeichnungen der Fakten hatte darüber, wie man Antworten auf die Fragestellungen bekommt, ohne diese zu lösen. Aber Gödel hätte intuitiv darauf kommen können, dass bei der Betrachtung der Prozesse, die zur Ewigkeit gehören, sich die fixierten Sätze verändern können, so wie das Bewusstsein sich verändert bei der Wahrnehmung der Sätze. Der Beweis dafür ist folgender: Gödel nahm an, «dass die Zeit eine geheimnisvolle und gleichzeitig widersprüchige Sache ist, die die Grundlage der Welt bildet und unserer Existenz – und letztendlich zur größten Illusion wird. «Irgendwann» hört sie auf zu existieren, und es wird eine andere Form der Existenz geben, die man als Ewigkeit bezeichnen kann». Auf der Grundlage seiner Schlussfolgerungen über eine andere Form der Existenz, die man als Ewigkeit bezeichnen kann, hat Gödel über die Existenz des ewigen Lebens gesprochen.

Die vorliegenden Modelle der chemischen Formeln im Bezug auf die Emotionen und Gefühle, kann man ebenso als eine der Methoden der Formalisation der Realität betrachten, die man gleichzeitig mit der Arbeit seines Bewusstseins nutzen kann.

Bei weiteren Analysen kann man annehmen, dass in Prozessen, wo es keine Zeit gibt, alles genau beschrieben sein kann, d.h. formalisiert. Es ist als würde man eine Sache betrachten, die sich sozusagen außerhalb der Zeit befindet, oder in der laufenden Zeit ist, und diese beschreiben. Was auch meine Schlussfolgerungen darüber beweist, dass man sein Bewusstsein nur als Objekt der Forschung begutachten sollte und die Zeit wird über das Bewusstsein wahrgenommen, dann können alle Phänomene der Realität beschrieben werden. Aus diesen Schlussfolgerungen kann man eine Methode des ewigen Lebens bekommen, das darauf basiert, dass man einen Teil der laufenden Zeit zur Abwesenheit der Zeit dazu zählen kann. Logisch wird dies durch die Tatsache erklärt, dass Zeit in der allgemeinen Vorstellung sich in Richtung der Zukunft bewegt in Verbindung mit ständig auftretenden vielfältigen Ereignissen.

Wenn man Zeit als diskreten Wert betrachtet, welcher sich ruckartig entwickelt, dann gibt es zwischen den Schüben einen Teil, der sich auf die Abwesenheit der Zeit bezieht. Wenn man gedanklich das Element seines Bewusstseins in den Bereich der Abwesenheit der Zeit legt, kann man ewig leben. Man kann ebenso einen Mechanismus benutzen, der mit vergangener Zeit verbunden ist. Laut meiner Theorie, wenn man alle Ereignisse der Welt als eine Reihe betrachtet, dann muss die Reihe sich darauf stützen, was über diese Reihe hinausgeht, um in der Zeit zu existieren. Man kann sich vorstellen, dass alle Ereignisse der Zukunft und Vergangenheit, die die meisten EntwicklungsEreignisse der Welt darstellen, sich auf viele vergangene Ereignisse stützen, und in vielerlei Hinsicht ist das logisch. Daraus folgt, dass die «Schübe» der Zeit in der Vergangenheit existieren, und es gibt auch den Lauf der Zeit in der umgekehrten Richtung, wo zwischen den Bezugspunkten der «Schübe» die Zeit fehlt, das geschieht in einem geringeren Ausmaß vor dem Hintergrund der sich rasch entwickelnden Zukunft. Deshalb gibt es weniger Treffen mit Auferstandenen, bis sie in die Realität aller Ereignisse der Welt überführt worden sind, die sich auf die laufende und zukünftige Zeit beziehen. Eine solche Überführung der Zeit mit Benutzung des Wissens über die «Schübe» kann realisiert werden durch Methoden der Psychologie der ewigen Entwicklung, wenn im Grunde der Nichtsterbende, aber sich in der Vergangenheit befindende, und für die laufende Zeit bereits Vergangene, gedanklich oder bei den Treffen auf den Bereichen der «Schübe» der Zeit in die Vergangenheit deutlich wird, dass durch die «Schübe» der Zeit man durch die Technologie des ewigen Lebens in die Zukunft geraten kann, d.h. das Weggehen in der Vergangenheit lassen.

Dieses Konzept der Realität ist dadurch ausgedrückt, dass das Weggehen aus dem Leben – ein vorübergehendes Phänomen ist, und deshalb nicht der größeren Entwicklung der Welt entspricht, da es ein Gesetz der vollständigen Entwicklung der Welt gibt. Nach diesem Gesetz werden alle Ereignisse der Welt in einer Menge sein, wenn die kumulative Masse aller Ereignisse dafür genügend sein wird, d.h. viele Ereignisse, die der Vergangenheit entsprechen, in die allgemeine Vielzahl aller Ereignisse übergehen, und das bedeutet den naturwissenschaftlichen Beweis dessen, dass alle auferstehen werden, und die Lebenden ewig leben werden. In dieser Ära der Entwicklung der Menschheit können die, die es wünschen, die Masse steuern, unter anderem auch die des eigenen Körpers, mit der Erhaltung aller Funktionen des Köpers. Das bedeutet den Zugang zur Steuerung der Eigenschaften aller chemischen Elemente, die die Körpermasse darstellen. Die Welt wird sich entwickeln in Richtung einer höheren Steuerbarkeit des Handelns des menschlichen Bewusstseins. Die Entwicklung der Welt in Richtung der Zukunft kann man sich als Kegel vorstellen, der sich mit der Basis nach oben vergrößert, weniger Ereignisse, die sich auf die Spitze des Kegels beziehen. Der Schöpfer, der Zeit und Raum erschafft, kann sich dann auf der Spitze dieses Kegels befinden. Durch einen solchen Ansatz im Verständnis der Eigenschaften der Zeit kann man entdecken, dass solche «Schübe» der Zeit ungleichmäßig sind und in einem Punkt des Raums zusammen laufen, nämlich da, wo die Gravitation entsteht. Wenn man dies verwendet, kann man die Gravitation dadurch ändern, indem man die Eigenschaften der Masse des Körpers in Intervallen der «Schübe» der Zeit und am Punkt Manifestation der laufenden Zeit, die die Zukunft kreuzt, fixiert. Bei der Bestimmung der Eigenschaften der Körpermasse auf diese Weise ergibt sich gleich eine Technologie des Zugangs zur Steuerung dieser Eigenschaften, und dies ermöglicht es, die nun existierenden wissenschaftlichen Plattformen zu erschaffen. Der Koeffizient der Proportionalität G im Gesetz der universellen Gravitation wird die Gravitationskonstante genannt. Die Unveränderlichkeit der Gravitationskonstante ist mit einer Genauigkeit von 10 hoch minus 17 Grad überprüft. Bei meinen Erfindungen, bei denen das Element des Lichts zum Vorschein kommt, das den zukünftigen Ereignissen entspricht, habe ich den Wert von 10 hoch minus 17 Grad bei der formalen Beschreibung der physischen Prozesse, die es ermöglichen, Prozesse durch das Licht zu normieren, benutzt. Zahlenmäßig ist die Gravitationskonstante gleich dem absoluten Wert der Anziehungskraft, die auf einen Punkt der Masseneinheit seitens eines anderen solchen Körpers, der sich einen Einheitsabstand davon weg befindet, einwirkt. Dementsprechend kann man durchaus die Technologie der Ausbildung der Eigenschaften des Körpers einer Masseneinheit für die Veränderung der Gravitationskonstante benutzen, wobei die methodischen Grundlagen der Berechnungen die ewige Existenz und Entwicklung der Körpermasse sind. Diese Technologie kann man zur Erschaffung von Autos nutzen, die die Gravitation zur Fortbewegung nutzen – Gravitoflieger, und für Technologien der Gewährleistung des ewigen Lebens. Eine der Technologien besteht darin, dass wenn man durch solche Vorrichtungen die Köpermasse bis zur 0 absenkt, an der Stelle der Gefährdung für den Menschen, kann man diese Masse in den Bereich des «Schubes» der Zeit überführen, wo es keine Ereignisse gibt, d.h. wo es komplett sicher ist.

In der Praxis kann eine solche Vorrichtung an einen Teleporter erinnern, der sofort den Körper des Menschen an einen sicheren Ort überführen kann im Falle einer Gefahr. Dabei kann ein solcher Teleporter gar nicht so groß sein, wie z.B. eine Streichholzschachtel, da der Mechanismus der Wechselwirkungen mit der Masse am meisten in der Masse selbst konzentriert ist und um ihn zu benutzen braucht man keine großen äußeren Systeme. Dieser Ansatz kann den Menschen nicht nur auf Ebene der physischen Prozesse schützen, sondern auch noch vor Informationsproblemen. So kann man aus der Realität die Information der Krankheiten ausschließen oder der Beendung des Lebens und dadurch das ewige Leben erreichen durch die Benutzung solcher Vorrichtungen. Bei der ewigen Entwicklung kann auch der Mensch, der keine Vorrichtung hat, die beschriebenen Methoden für die ewige Entwicklung benutzen – dafür muss er sein Bewusstsein so strukturieren, dass es selbst die Körpermasse steuert. Bei der ewigen Entwicklung können alle beliebigen Technologien bis zur Ebene der Gewährleistung des ewigen Lebens formiert sein. Durch die Prozesse der «Schübe» der Zeit in Richtung der Vergangenheit und Zukunft kann man sich sowohl in die unendliche Vergangenheit als auch in die ewige Zukunft fortbewegen, d.h. die ewige Welt komplett zu ergründen, und das bedeutet, dass das ewige Leben garantiert von allen erreicht werden wird.

Vitamine – 31489121871
Vitamine sind organische Verbindungen. Sie gelangen durch Nahrung in

den menschlichen Körper in kleinen Mengen. Ungeachtet dessen sind Vitamine lebensnotwendig. Zusammen mit Enzymen gewährleisten Vitamine einen normalen Verlauf der biochemischen Reaktionen im lebenden Organismus.

Man kann alle Vitamine in zwei große Gruppen teilen wasserlösliche und fettlösliche.

Wasserlösliche Vitamine – 31649121978

Thiamin (Vitamin B₁) ($C_{12}H_{17}N_4OS$) – 12345788978

Thiamin ist notwendig für ein normales Wachstum und Entwicklung des menschlichen Körpers.

Es fördert eine normale Übertragung von Nervenimpulsen ins Gehirn und zu den peripheren Nerven. Ist am Metabolismus von Fetten und Kohlenhydraten beteiligt, bei der Aufrechterhaltung einer normalen

Herzfunktion, des Nervensystems, des Verdauungssystems.

Vitaminquellen: Vollkornweizenbrot, Schwein, Schinken, Haferflocken, Sonnenblumenkerne, Soja, Bohnen, Erbsen, Spinat. Wird durch Bakterien synthetisiert – Mikroflora des Dickdarms.

Man muss sich auf den ersten sechs Symbolen der chemischen Formel konzentrieren, d.h. auf «C», Index «1», Index «2», «H», Index «1», Index «7», und auf den drei linken Symbolen der Strukturformel, die sich in der linken unteren Ecke befinden – «H», Index «3», «C».

Riboflavin (Vitamin B$_2$) (C$_{17}$H$_{20}$N$_4$O$_6$) – 14854218914

Ist ein Coenzym für viele Enzyme, die RedoxReaktionen katalysieren. Ist ein Antioxidans. Vitaminquellen: Milch und Fleischprodukte, Bananen,

Nüsse, Erbsen, Getreide, Leber, Spinat, Quark.

Man muss sich auf der gesamten Strukturformel konzentrieren.

Nikotinsäure (Niacin, Vitamin B3) ($C_6H_5NO_2$) – 51931781942

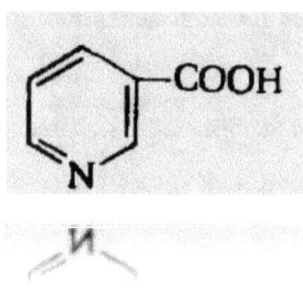

Biosynthese von Fettsäuren und Hormonen. Unterstützt eine gesunde Haut und Schleimhaut sowie das Nervenund Verdauungssystem. Ist ein Antioxidans. Ist am Stoffwechsel von Kohlenhydraten und Fetten beteiligt.

Vitaminquellen: Roggenbrot, Ananas, Fleisch, Bohnen, Erdnüsse, Buchweizen.

Man muss sich auf der gesamten chemischen Formel konzentrieren, d.h. auf «C», Index «6», «H», Index «5», «N», «O» Index «2».

Pantothensäure ($C_9H_{17}NO_5$) – 59874121801

$$\underset{HO}{\overset{O}{\diagdown}}C-CH_2-CH_2-NH-\underset{\underset{O}{\|}}{C}-\underset{\underset{OH}{|}}{\overset{\overset{H}{|}}{C}}-\underset{\underset{CH_3}{|}}{\overset{\overset{CH_3}{|}}{C}}-CH_2$$

$$\qquad\qquad\qquad\qquad O \quad OH \quad CH^0$$

Ist notwendig für den Stoffwechsel von Fetten, Kohlenhydraten und Proteinen. Ist an der Synthese von Fettsäuren, Cholesterin, Steroidhormonen der Nebennieren (Glukocorticoide) beteiligt. Spielt eine wichtige Rolle bei der Absoprtion anderer Vitamine und bei der Bildung von Antikörpern.

Vitaminquellen: Leber, Erdnüsse, grüne Erbsen, Soja, Vollkornreis.

Man muss sich auf dem ersten Symbol «C» der chemischen Formel und auf der gesamten Strukturformel konzentrieren.

Pyridoxin (Vitamin B$_6$) ($C_8H_{11}NO_3$) – 97856218889

Ist an der Aufnahme und Synthese von Proteinen beteiligt und an der Regulation des Blutzuckerspiegels. Nimmt Teil an der Synthese von Hämoglobin.

Vitaminquellen: Leber, Kartoffeln, Linsen, Bananen, Spinat, Karotten, Bohnen.

Man muss sich auf der gesamten chemischen Formel konzentrieren und auf der ganzen Strukturformel.

Biotin ($C_{10}H_{16}N_2O_3$) – 31948121861

Ist an der Synthese von Glukose beteiligt (Glukoneogenese), Synthese und Spaltung von Fettsäuren, und am Aminosäurestoffwechsel.

Vitaminquellen: Leber, Sojabohnen, Bierhefe, Haferflocken, Milch, Blumenkohl, Nüsse.

Man muss sich auf den ersten drei Symbolen der chemischen Formel konzentrieren, d.h. auf «C», Index «1», Index «0», und auf den oberen vier Symbolen der Strukturformel, d.h. auf «C», «O», «O», «H».

Folsäure ($C_{19}H_{19}N_7O_6$) – 51421721961

Spielt eine sehr wichtige Rolle beim Stoffwechsel einer ganzen Reihe von Aminosäuren und Nukleinsäuren – Synthese von DNS und RNS während Zellteilung und Zellwachstum, bei der Synthese von Struktur und Funktionalproteine. Ist notwendig für das Wachstum und die Entwicklung des Fötus, für das Wachstum und Entwicklung des Kreislauf und Immunsystems.

Vitaminquellen: Weizenkeime, Spinat, Bohnen, Leber, Brokkoli, Honig, Brot aus Vollkornmehl.

Man muss sich auf der gesamten chemischen Formel konzentrieren, auf der ganzen Strukturformel und auf der Reflexion der Strukturformel.

Vitamin B12 ($C_{63}H_{88}CoN_{14}O_{14}P$) – 51964121871

Reguliert den Prozess der Blutbildung, Austausch von Aminosäuren, trägt zu dessen besseren Aufnahme bei.

Vitaminquellen: Leber, Lachs, Rinderfilet, Eier.

Wird durch Mikroorganismen produziert im Verdauungstrakt des Menschen als ein Produkt der Aktivität der Mikroflora.

Man muss sich auf den ersten sechs Symbolen der chemischen Formel konzentrieren, d.h. auf «C», Index «6», Index «3», «H», Index «8», Index «8». Und man muss sich auf der gesamten Strukturformel konzentrieren. Bei der Konzentration auf der gesamten Strukturformel versuchen Sie, das ganze Bild der Strukturformel ins Sichtfeld einzuschließen und dabei im Bereich der Darstellung, da wo die Erscheinungen der weißen Lichts entstehen werden, muss man versuchen, sich auf diesen Bereichen zusätzlich zu konzentrieren. Das heißt, das ist eine Konzentration und in dessen Inneren eine andere. Das Prinzip der verschachtelten Konzentration ist, dass sich die Wirkung der Konzentration verstärkt.

Ascorbinsäure (Vitamin C) ($C_6H_8O_6$) – 41412558198

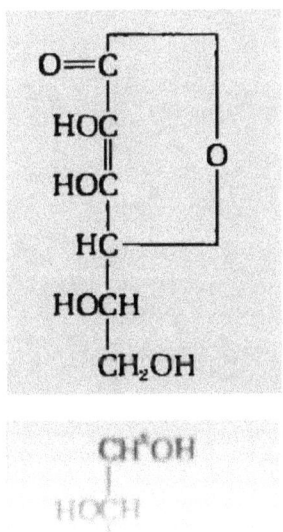

Vitamin C ist notwendig für eine normale Funktion des Binde und

Knochengewebes, zur Entgiftung und Entfernung von schädlichen chemischen Stoffen aus dem Körper. Ist ein Antioxidans. Ist an der Synthese von Corticosteroiden und an der Umwandlung von Cholesterin zu Gallensäure beteiligt. Stimuliert die Synthese von Interferon.

Fördert die Absorption und Aufnahme von Eisen, sowie der Spaltung und Ausscheidung von Cholesterin.

Vitaminquelle: eine große Menge an Obst und Gemüse, Papaya, Brokkoli, Blumenkohl, Orangen, Erdbeeren.

Man muss sich auf der gesamten chemischen Formel konzentrieren, d.h. auf «C», Index «6», «H», Index «8», «O», Index «6». Ebenso muss man sich auf der gesamten Strukturformel und auf ihrer Reflexion konzentrieren.

Fettlösliche Vitamine – 31948121861

Vitamin A ($C_{20}H_{39}OH$) – 41548128174

Ist notwendig für das Sehvermögen und Knochenwachstum, die Gesundheit der Haut und Haare, einer normalen Funktion des Immunsystems – die Produktion von Antikörpern durch die Leukozyten und die Aktivität von TLymphozyten. Ist beteiligt an Redoxprozessen, reguliert die Eiweißsynthese, fördert den normalen Verlauf der Stoffwechselprozesse im Körper, die Knochenund Zahnbildung, verlangsamt den Alterungsprozess. Unterstützt die Nachtsehfähigkeit durch Bildung des Pigments Rhodopsin. Fördert die Befeuchtung der Augen. Ist notwendig für eine normale Funktion des Immunsystems, schützt verschiedene Systeme des Körpers vor Infektionen. Unterstützt eine gesunde Haut und Schleimhaut. Ist notwendig für eine normale Entwicklung des Fötus. Nimmt Teil an der Synthese von Steroidhormonen, stimuliert die Produktion von Corticosteroiden, Androgenen und Östrogen. Ist ein Antioxidans. Profiliert Erkrankungen des Herzens und Gefäße. Unterstützt das normale Wachstum und die Entwicklung im Kindesalter und in der Jugend.

Vitaminquellen: Leber, Kabeljauleber, Käse, Vollmilch, Eier, Butter, Sauerrahm, Quark. Quelle für VitaminAVorstufe BetaCarotin: Karotten, Kartoffeln, Spinat, Aprikosen, Pfirsiche, Bohnen, Hagebutten und andere.

Man muss sich auf der gesamten Strukturformel konzentrieren und auf dessen Reflexion.

Vitamin D – 54251485471

Wird synthetisiert unter der Einwirkung von ultravioletten Strahlen in der Haut und gelangt in den menschlichen Körper durch Nahrung.

Sorgt für die Aufnahme von Calcium aus der Nahrung im Dünndarm und das Einlagern von Mineralen in den Knochen. Ebenso für das Wachstum und Entwicklung der Zellen, vor allem der Leukozyten und Epithelzellen. Und die Aktivierung von Leukozyten zur Bekämpfung von Infektionen. Stimuliert die Synthese von Hormonen.

Vitaminquellen: fettiger Fisch, Fischöl, Leber, Eier, Butter.

Man muss sich auf der gesamten Strukturformel konzentrieren und auf deren Reflexion.

Vitamin E (Tocopherol) – 31874121861

Ist ein Antioxidans, verbessert die Blutzirkulation, verhindert Thrombosebildung, ist wichtig für die Geweberegeneration, wirkt gut auf den peripheren Kreislauf, ist an der Häm und Eiweißsynthese beteiligt. Tocopherol verhindert die Autoxidation der Lipide in der Membran, dadurch fördert es deren Integrität.

Vitaminquellen: Sonnenblumenkerne, Weizenkeime, Kartoffeln, Klettenwurzelöl, Butter, Leber, Eier.

Man muss sich auf der gesamten Strukturformel konzentrieren.

Vitamin K – 4845414 9811

Ist bei der Aufnahme von Calcium beteiligt und die Sicherstellung dessen

Wechselwirkung mit Vitamin D. Ist am Blutgerinnungsprozess beteiligt und an der Produktion von Struktur und Regulatorproteinen in den Knochen, wie z.B. Osteocalcin.

Vitaminquellen: Spinat, Brokkoli, Kohl, Blumenkohl, Leber, Avocados, Kiwis, Bananen, Fleisch, Eier, Soja.

Lipide – 21849131861

Lipide sind eine Gruppe von Verbindungen, die direkt oder indirekt mit Fettsäuren verbunden sind. Ihr gemeinsames Merkmal ist: Relative Unlöslichkeit in Wasser und Löslichkeit in Äther, Chloroform, Benzol.

Zu Lipiden gehören Fette, Öle, Wachse und ähnliche Verbindungen.

Lipide oder Fette dienen im menschlichen Körper als Energiequelle – sie sondern unmittelbar Energie ab bei der Beteiligung an biochemischen Reaktionen oder potentiell in Form von Fettgewebereserven im Unterhautgewebe und um bestimmte innere Organe herum.

Lipide sind die wesentlichen Bestandteile von Zellmembranen (Hülle). Membranen trennen den Zellinhalt vom extrazellulären Raum, in ihnen befinden sich Enzyme, Transportsysteme, die den Transport von Substanzen in die Zelle sicherstellen und den Abtransport von anderen Substanzen aus der Zelle. Viele Eigenschaften der Zellmembranen sind bedingt durch die Anwesenheit von Lipiden in Ihnen.

Man kann alle Lipide teilen in Lipid**vorstufen**, **einfache** Lipide, **komplexe** Lipide, Lipid**derivate**.

Lipidvorstufen – 31484121871

Fettsäuren – 31421721861

Carbonsäuren, die sich im Körper in der Zusammensetzung von Lipiden befinden, die Energie und plastische Funktionen ausführen, auch im freien Zustand.

Die biologische Rolle von Fettsäuren zeigt sich in Abhängigkeit davon, von welchem Lipid sie Bestandteil sind.

Fettsäuren teilt man in **gesättigte** und **ungesättigte**.

Gesättigte Fettsäuren – 31854121461

Für den Körper sind sie eine Energiequelle, nehmen Teil am Aufbau von Zellmembranen, Hormonsynthese, Transport und Aufnahme von Vitaminen und Mikroelementen.

Ameisensäure HCOOH – 54989759491

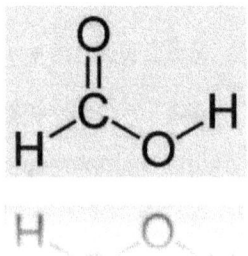

Lebensmittelzusatzstoff **E236**.

Spielt eine große Rolle im intermediären Stoffwechsel im Körper für die Synthese von Purinbasen, Nukleinsäuren, Porphyrinen, Methionin, Cholin und anderen biologisch aktiven Substanzen.

Man muss sich auf der gesamten chemischen Formel konzentrieren, d.h. auf den Symbolen «H», «C», «O», «O», «H», und auf der gesamten Strukturformel und dessen Reflexion.

Essigsäure CH₃COOH – 31458164918

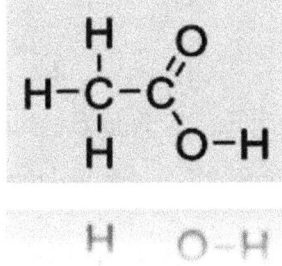

Lebensmittelzusatzstoff **E260**.

Kommt im Körper vor in Form von Salzen und Esthern. Spielt eine wichtige Rolle im Stoffwechsel des lebenden Organismus, ist an der biosynthese von Fettsäuren und Steroiden beteiligt.

Essigsäure ist ein Produkt der Fermentation von Wein.

Man muss sich auf dem ersten Symbol «C» der chemischen Formel konzentrieren und auf der Strukturformel.

Propionsäure CH₃CH₂COOH – 48971431971

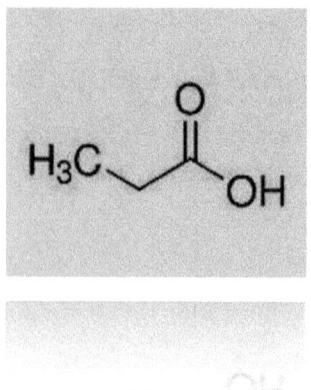

Lebensmittelzusatzstoff – E280. In der Lebensmittelindustrie als Konservierungsstoff verwendet bei der Produktion von Brot und anderen Produkten, der das Wachstum von Schimmel hemmt. Gilt als unbedenklich, wenn er in den Körper gerät durch Aufnahme der Lebensmittel.

Propionsäure wird gebildet bei der Fermentation von Kohlenhydraten, Fett und Proteinspaltung, und bei der Lebensaktivität der Bakterien Propionibacterium, die im Darm und auf der menschlichen Haut vorkommen.

Ist Bestandteil von Protoporphyrinen, die ihrerseits Bestandteile von Hämoglobin und Cytochromen sind.

Bei der Anwesenheit von Vitamin B₁₂ verändert sich die Propionsäure zu Bernsteinsäure, die Bestandteil des Lipidteils von Myelin ist, das die Nervenfasern vom umgebenden Gewebe isoliert.

Man muss sich auf der gesamten chemischen Formel konzentrieren, d.h. auf «C», «H» und Index «3», «C», «H», Index «2», «C», «O», «O», «H».

Buttersäure C₃H₇COOH – 21421731961

$$H-\overset{\overset{H}{|}}{\underset{\underset{H}{|}}{C}}-\overset{\overset{H}{|}}{\underset{\underset{H}{|}}{C}}-\overset{\overset{H}{|}}{\underset{\underset{H}{|}}{C}}-C\overset{\nearrow O}{\searrow OH}$$

Wird gebildet im Dickdarm als Folge der Aktivität der Darmmikroflora. Versorgt die Darmzellen mit Energie für einen besseren Stoffwechsel, eine bessere Kontrolle der Entwicklung der Zelle und stärkt die Darmabwehr – entzündungshemmende Wirkung. Sind in Butter aus Kuhmilch enthalten. Man muss sich auf dem ersten und dem zweiten Symbol der chemischen Formel konzentrieren, d.h. auf «C» und Index «3». Man muss sich auf der Reflexion der Strukturformel konzentrieren.

Capronsäure C₅H₁₁COOH – 31484161987

$$H-\overset{\overset{H}{|}}{\underset{\underset{H}{|}}{C}}-\overset{\overset{H}{|}}{\underset{\underset{H}{|}}{C}}-\overset{\overset{H}{|}}{\underset{\underset{H}{|}}{C}}-\overset{\overset{H}{|}}{\underset{\underset{H}{|}}{C}}-\overset{\overset{H}{|}}{\underset{\underset{H}{|}}{C}}-C\overset{\nearrow O}{\searrow OH}$$

Ein Zwischenstoffwechselprodukt im Körper. Befindet sich in verschiedenen tierischen Fetten und im Öl der Cohunepalme. Man muss sich auf den ersten fünf Symbolen der chemischen Formel konzentrieren, d.h. auf «C», Index «5», «H», Index «1», Index «1», und auf dem äußersten linken Symbol der Strukturformel, d.h. auf «H».

Caprylsäure (Oktansäure) C7H15COOH – 53849171861

$$\begin{array}{c} \text{H H H H H H H} \\ ||||||| \quad O \\ \text{H}-\text{C}-\text{C}-\text{C}-\text{C}-\text{C}-\text{C}-\text{C}-\text{C}\nearrow \\ ||||||| \quad \searrow \\ \text{H H H H H H H} \quad \text{OH} \end{array}$$

Ist in Form von Glyceriden in Butter aus Kuhmilch enthalten, in Rübenmelasse, in pflanzlichen Ölen: Kokosöl, Palmöl.

Hält eine normale Balance der Mikroorganismen im Dickdarm aufrecht.

Caprylsäure ist Bestandteil der aktiven Form von Ghrelin – eines Peptidhormons, das im Magen von Säugetieren produziert wird.

Man muss sich auf den ersten beiden Symbolen der chemischen Formel konzentrieren – auf «C», Index «7» und auf den zwei rechten unteren Symbolen der Strukturformel, d.h. auf «O» «H».

Caprinsäure (Decansäure) C₉H₁₉COOH – 31489121971

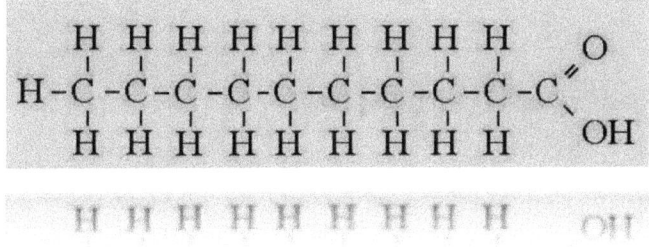

Ist in Kuhbutter enthalten, in Pflanzenölen und fetten: Kokos, Palm, Ölsaaten. Man muss sich auf den ersten beiden Symbolen der chemischen Formel konzentrieren – auf «C», Index «9». Man muss sich auch auf der Reflexion der chemischen Formel konzentrieren.

Laurinsäure C₁₁H₂₃COOH 31849121871

Ist Bestandteil von Triglyceriden von tierischen Fetten. Enthalten in pflanzlichen Ölen: Zimtöl, Ölsaaten, Kokosöl, Palmöl, Kiwiöl, Öl der Passionsblume. Man sagt, dass Laurinsäure antibakterielle Eigenschaften hat und im Körper zu Monolaurin umgewandelt wird.

Man muss sich auf den vier Symbolen konzentrieren, die die chemische

Formel beenden, d.h. auf «C», «O», «O» «H». Man muss sich ebenso auf der Reflexion der Strukturformel konzentrieren.

Myristinsäure C₁₃H₂₇COOH – 31984121871

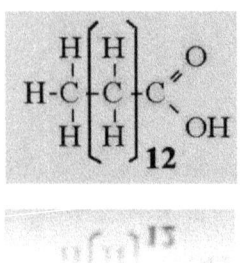

Ist im Öl der Muskatnuss enthalten und in kleinen Mengen in Kokosöl. In der Zusammensetzung von Triglyceriden ist sie in der Milch enthalten. Man muss sich auf der gesamten chemischen Formel und auf der Reflexion der Strukturformel konzentrieren.

Palmitinsäure CH₃(CH₂)₁₄COOH – 31948121861

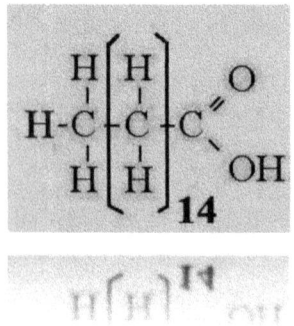

Ist in der Zusammensetzung von Triglyceriden in der Milch enthalten.

Eine der am häufigsten vorkommenden Komponenten unter den gesättigten Fettsäuren, kommt praktisch in allen Fetten und Ölen pflanzlichen Ursprungs vor. Ist Bestandteil von Glyceriden einer großen Anzahl von tierischen und pflanzlichen Fetten: Kuhbutter, Schweineschmalz; in Ölen: Palmöl, Öl des schwarzen Kaffees, Baumwollsamenöl, Kakaobutter, Weizenkeimöl, in Bienenwachs in Form von Myristylpalmitatester.

In tierischen Organismen ist Palmitinsäure das Endprodukt der Synthese von Fettsäuren aus AcetylCoA.

Man muss sich auf den ersten drei Symbolen der chemischen Formel konzentrieren, d.h. auf «C», «H», Index «3», und auf der gesamten Strukturformel.

Stearinsäure CH$_3$(CH$_2$)$_{16}$COOH – 59429179861

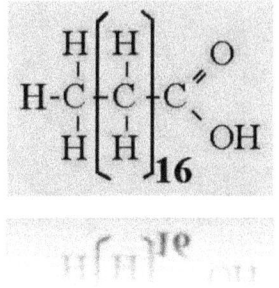

Ist in der Natur weit verbreitet, in Form von Glyceriden in Lipiden enthalten, vor allem in Form von Triglyceriden, tierischen Fetten, die die Funktion eines Energiedepots ausführen: in Hammelfett, in Pflanzenölen: Palmöl, Kokosöl. Ist in der Zusammensetzung von Triglyceriden in Milch enthalten.

Wird im Körper synthetisiert aus Palmitinsäure unter Einwirkung von Enzymen.

Man muss sich auf den ersten beiden Symbolen der chemischen Formel konzentrieren, d.h. auf «C» «H», und auf den sich in der unteren rechten Ecke im unteren rechten Teil befindenden beiden Symbolen der Strukturformel, also auf «O» «H».

Arachidonsäure (Arachidinsäure) $CH_3(CH_2)_{18}COOH$ – 53848121861

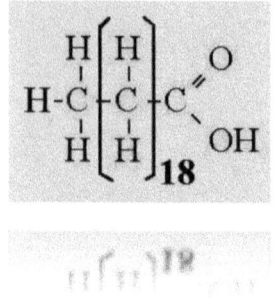

Arachidonsäure wird im Körper von Tieren synthetisiert, aber das Material für die Synthese ist Linolsäure. Ist in Kuhbutter enthalten, im Öl von Erdnüssen und anderen pflanzlichen Ölen.

Man muss sich auf der gesamten chemischen Formel und auf der gesamten Strukturformel konzentrieren.

Behensäure $CH_3(CH_2)_{20}COOH$ – 31854989471

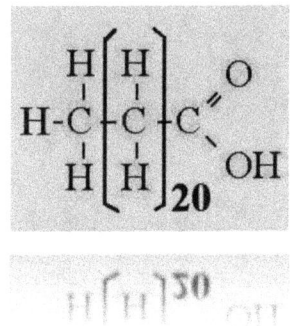

Ist in vielen pflanzlichen Ölen enthalten, unter anderem in Behensäure (ButterMoringa), in Senföl, Distelöl, Rapsöl und anderen.

Man muss sich auf der ganzen Strukturformel und auf ihrer Reflexion konzentrieren.

Lignozerinsäure (Ligozerinsäure) $CH_3(CH_2)_{22}COOH$ – 31854838961

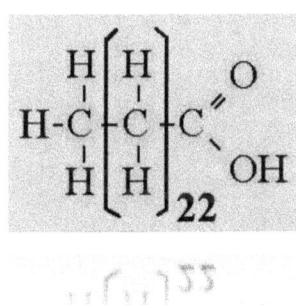

Ist in vielen pflanzlichen Ölen enthalten, unter anderem in Senföl, Passionsblumenöl, Haferöl, Erdnussbutter.

Man muss sich auf den vier Symbolen konzentrieren, die die Formel beenden, d.h. «C», «O», «O» «H».

Ungesättigte Fettsäuren – 53184121971

Ungesättigte Fettsäuren – sind Säuren, die eine oder mehrere Doppelbindungen enthalten.

Ungesättigte Fettsäuren sind notwendig für die Regulierung des Zustandes der Zell und Synthese der prostaglandinen Regulatoren des Immunsystems, der Leukotriene und andere biologische aktive Substanzen. Ungesättigte Fettsäuren sind eine Energiequelle für den Körper. Man kann alle ungesättigten Fettsäuren teilen in einfach und mehrfach ungesättigt.

Einfach ungesättigte Fettsäuren – 31849121878

Einfach ungesättigte Fettsäuren sorgen für einen bestimmten Zustand der Zellmembranen, für einen freien Durchgang mehrfach ungesättigter Fettsäuren in die Zelle.

Palmitoleinsäure – 53949121968

$CH_3\text{-}(CH_2)_5\text{-}CH=CH\text{-}(CH_2)_7\text{-}COOH$

Ist enthalten in tierischen Fetten, in marinen Lipiden, in Sanddornöl. Palmitoleinsäure aktiviert im Fettgewebe das Hormon des Lipidstoffwechsels Lipokin. Ist Bestandteil der Cholesterinester im Blutserum, beeinflusst die Synthese von Fettsäuren aus Kohlenhydraten in der Leber.

Man muss sich auf den ersten drei Symbolen der chemischen Formel konzentrieren, d.h. auf «C», «H» Index «3».

Oleinsäure – $C_{17}H_{33}$ COOH - 53874121871

$$CH_3\text{-}(CH_2)_7\text{-}\underset{\|}{C}H$$
$$COOH\text{-}(CH_2)_7\text{-}CH$$

$CH_3(CH_2)_7CH=CH(CH_2)_7COOH$ (*cis*-9-Octadecensäure) Ist in Olivenöl enthalten, in Kokos, Palm, Raps, Sojaöl als Bestandteil von Glyceriden enthalten.

Elaidinsäure – $C_{18}H_{34}O_2$ – 53964121878

$$CH_3\text{-}(CH_2)_7\text{-}\underset{\|}{C}H$$
$$CH\text{-}(CH_2)_7\text{-}COOH$$

$CH_3\text{-}(CH_2)_7\text{-}CH=CH(CH_2)_7\text{-}COOH$ (trans-9-Octadecensäure)

Erucasäure – $C_{22}H_{42}O_2$ – 34854121871

$CH_3\text{-}(CH_2)_7\text{-}CH=CH(CH_2)_{11}\text{-}COOH$

Ist in Raps und Senföl enthalten.

Nervonsäure – 53968121978

$CH_3\text{-}(CH_2)_7\text{-}CH=CH\text{-}(CH_2)_{13}\text{-}COOH$

Wurde zuerst aus den Fischlipiden extrahiert, entdeckt in den Cerebrosiden des Gehirns.

Mehrfach ungesättigte Fettsäuren – 31849121871

Mehrfach ungesättigte Fettsäuren sind unverzichtbare Faktoren der Ernährung, sie werden nicht im Körper gebildet und müssen mit der Nahrung aufgenommen werden.

Sie sind an der Synthese von Eicosanoiden beteiligt – Prostaglandine und Leukotriene, die die Entwicklung von Atherosklerose hemmen. Normalisieren den Zustand des Herzmuskels, haben eine antiarrhytmische Wirkung, regulieren die entzündlichen Prozesse im Körper, senken den Cholesterinspiegel.

Linolsäure (dien) – 51354831861

$CH_3(CH_2)_3\text{-}(CH_2\text{-}CH=CH)_2\text{-}(CH_2)_7\text{-}COOH$

Ist in Soja, Sonnenblumen, Baumwollsamenöl enthalten, in Erdnüssen und Weizen.

Linolsäure gelangt durch Nahrung in den Körper, da sie nicht im menschlichen Körper synthetisiert wird, weshalb Linolsäure essentiell ist. Es ist eine Vorstufe aller mehrfach ungesättigter Fettsäuren.

Man muss sich auf der gesamten chemischen Formel konzentrieren.

GammaLinolensäure (trien) – 31848121878

$CH_3-(CH_2)-(CH_2-CH=CH)_3-(CH_2)_6-COOH$

Ist die erste Zwischenstufe in der Biosynthese von anderen mehrfach ungesättigten Fettsäuren. Ist in einigen Pflanzenölen enthalten.

Man muss sich auf den ersten drei Symbolen der Formel konzentrieren, d.h. auf «C», «H», Index «3».

AlphaLinolensäure (trien) – 53814811961

$CH_3-(CH_2-CH=CH)_3-(CH_2)_7-COOH$

Eine der Hauptnahrungsquellen dieses Elementes für den Menschen ist Soja, Raps und Leinöl.

Ist eine Vorstufe für einige andere mehrfach ungesättigte Fettsäuren.

Man muss sich auf allen Symbolen der Formel konzentrieren.

Arachidonsäure (tetraen) – 53964121871

$CH_3-(CH_2)_4-(CH=CHCH_2)_4-(CH_2)_2-COOH$

Ist Bestandteil von Phospholipiden von Zellmembranen, ist eine Vorstufe der Eicosanoide.

Timnodonsäure (pentaen) – Eicosapentaensäure – 31854121861

$CH_3-(CH_2)-(CH=CHCH_2)_5-(CH_2)_2-COOH$

Ist überwiegend in Fischöl enthalten, hat positiven Einfluss auf die Entwicklung des Gehirns und des visuellen Systems bei der Fötusentwicklung des Menschen. Man muss sich auf der gesamten

Formel konzentrieren.

Clupanodonsäure (pentaen) – Docosapentaensäure – 31849121861
$CH_3\text{-}(CH_2)_2\text{-}(CH=CHCH_2)_5\text{-}(CH_2)\text{-}COOH$

Ist in Fischöl und den Phospholipiden des Gehirns enthalten.

Cervonsäure (hexaen) Docosahexaensäure – 38964121871
$CH_3\text{-}(CH_2)\text{-}(CH=CHCH_2)_6\text{-}(CH_2)\text{-}COOH$

Ist in Fischöl und den Phospholipiden des Gehirns enthalten.
Man muss sich auf der gesamten Formel konzentrieren.

Glycerin (Glycerol) $HOCH_2\text{-}CH(OH)\text{-}CH_2OH$ **– 31874121861**

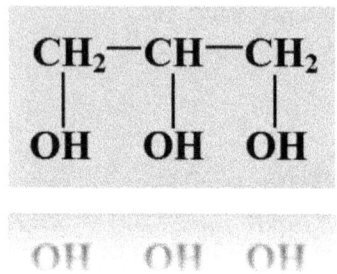

Glycerin – der einfachste Vertreter dreiwertiger Alkohole.

Glycerin ist der Hauptbestandteil aller einfachen Fette und Phospholipide, bildet ein Ester mit allen Fettsäuren, im Falle der Phospholipide auch mit Resten der Phosphorsäure.

Triglyceride spielen eine große Rolle im Prozess des Stoffwechsels in lebenden Organismen.

Man muss sich auf den fünf Symbolen konzentrieren, die die Formel beenden, d.h. auf «C», «H», Index «2», «O», «H», und auf der Reflexion der Strukturformel.

Derivate der Fettsäuren – 31964121871

Eicosanoide – 38421721498

Hormonähnliche Substanzen, die Derivate der Eicosatrien, Arachidon und Timnodonfettsäure sind. Eicosanoide werden in fast allen Zellen gebildet und sind an der Regulierung der Aktivität verschiedener Systeme des Körpers beteiligt. Zu Eicosanoiden gehören:

Prostaglandine (PG) – 38949121961

Ist in der Zusammensetzung nahezu aller Gewebe des menschlichen Körpers enthalten, sind starke biologische aktive Verbindungen. Wird in fast allen Zellen synthetisiert, außer Erythrozyten und Lymphozyten. Beeinflussen den Tonus der glatten Muskulatur der Bronchen, Harn und Gefäßsysteme, des MagenDarmTraktes und die Körpertemperatur.

Prostazyklin (PG1) – 31849129861

Sind eine Abwandlung der Prostaglandine, und außer den Funktionen, die die anderen Vertreter dieser Gruppe haben, haben sie auch die Funktion der Verlangsamung der Thrombozytenaggregation durch gefäßerweiternde Maßnahmen. Werden größtenteils im Endothel der Myokardgefäße, der Gebärmutter und Magenschleimhaut synthetisiert.

Thromboxan – 38964129878

Wird in den Thrombozyten gebildet, erhöhen deren Aggregation, verursachen die Verengung von kleinen Blutgefäßen.

Leukotriene (LT) – 59874959781

Werden in den Leukozyten, den Zellen der Lunge, Milz, des Gehirns und des Herzens synthetisiert. Stimulieren die Mobilität, Chemotaxis und Migration der Leukozyten zum Entzündungsherd, verursachen die Kontraktion der Muskeln der Bronchien.

Einfache Lipide – 39484129878

Komplexe Ester der Fettsäuren mit verschiedenen Alkoholen.

Fette – Triglyceride (Triacylglycerole) – 53849129878

Ester von Fettsäuren mit Glycerol. Werden in Fettzellen gespeichert, werden bei Notwendigkeit als Energiequellen verwendet.

Im menschlichen Körper spielen Lipide eine wichtige Rolle beim Stoffwechsel. Sind beim Transport von Fettsäuren in alle Gewebe des Körpers beteiligt, die eine wichtige Energiequelle sind.

Wachse – 38249131961

Ester von Fettsäuren mit einwertigen Alkoholen.

Wachse haben im Körper vorrangig eine Schutzfunktion, die durch

Bildung von Schutzschichten gekennzeichnet ist. Wachse sind Bestandteil des Fettes, das in der Haut enthalten ist.

Ceramid (Sphingosin) – 89314829871

Ester der Fettsäure und einem Aminoalkohol. Auf der Grundlage von Ceramid werden komplexe Sphingolipide gebildet.

Komplexe Lipide – 31489121491

Ester von Fettsäuren mit Alkoholen, die zusätzlich auch andere Gruppen enthalten.

Phospholipide – 36149129878

Lipide, deren Bestandteil Fettsäuren sind, sowie Alkohol und Phosphorsäurereste, bei manchen Phospholipiden sogar Stickstoffbasen und andere Komponenten.

Phospholipide sind die Grundlage aller Zellmembranen, sind Bestandteil von Lipoproteinen im Blut, bilden die Oberfläche der Alveolen der Lunge und verhindern das Aneinanderkleben der Wände während des Ausatmens.

Glycerophospholipide– 31489759868

Glycerophospholipide (Phosphoglyceride) sind Ester von Glycerol und zwei Fettsäuren in der ersten und zweiten Position; in der dritten ist ein Phosphorsäurerest.

Phosphatidylcholin – 31485121861

$$R_2-\overset{O}{\underset{\|}{C}}-O-\underset{|}{\overset{|}{C}}H_2 \quad CH_2-O-\overset{O}{\underset{\|}{C}}-R_1$$
$$CH_2-O-\underset{\underset{O^{(-)}}{|}}{\overset{O}{\overset{\|}{P}}}-O-CH_2-CH_2-\overset{+}{N}\begin{matrix}CH_3\\CH_3\\CH_3\end{matrix}$$

Sind Lecithine.

Phosphatidylcholin ist Bestandteil von Zellmembranen. Besteht aus Glycerin und Fettsäuren, einem Phosphorsäurerest und Cholin. Führen metabolische und strukturelle Funktionen in den Zellmembranen aus. Man muss sich auf der Reflexion der Strukturformel konzentrieren.

Phosphatidylserin – 31854121879

$$R_2-\overset{O}{\underset{\|}{C}}-O-\underset{|}{\overset{|}{C}}H-CH_2-O-\overset{O}{\underset{\|}{\overset{\|}{P}}}-O-CH_2-CH_2-CH\begin{matrix}COO^{(-)}\\NH_2\end{matrix}$$

Ein Phospholipid, eine Komponente der Innenschicht der Plasmamembran.

Sind 710 % der Lipide der Nervenzellen.

Gelangt in den Körper zusammen mit der Nahrung, von allem durch Fischprodukte, grünem Gemüse, Sojabohnen und Reis.

Man muss sich auf der gesamten Strukturformel konzentrieren.

Phosphatidylethanolamin – 31649389481

$$R_2-\overset{O}{\underset{\|}{C}}-O-\overset{CH_2-O-\overset{O}{\underset{\|}{C}}-R_1}{\underset{CH_2-O-\overset{}{\underset{O(^-)}{\overset{\|}{P}}}-O-CH_2-CH_2-NH_2}{C-H}}$$

Phosphatidylethanolamine sind in allen Organen des menschlichen Körpers enthalten, in großer Menge im Gehirn, Blutplasma, Leber und Nieren.

Phosphatidylethanolamine sind Vorläufer von Phosphatidylcholin. Man muss sich auf der gesamten Strukturformel konzentrieren.

Phosphatidylglycerol – 53184121876

Ein Phospholipid, das Bestandteil des Lungensurfaktanten ist, das das Zusammenkleben der Alveolen durch Reduzierung der Oberflächenspannung der Flüssigkeit verhindert.

Surfaktant −58931429868

Hilft den Lungen, Sauerstoff zu absorbieren und gut aufzunehmen. Ein Surfaktant besteht zu ca. 90% aus Fetten. Bei unzureichender Aufnahme von qualitativen Fetten durch die Nahrung kann eine Hypoxie entstehen – ein Zustand eines reduzierten Sauerstoffgehaltes in den Geweben.

Phosphatidylinositol – 31853121864

Befindet sich auf der inneren Schicht der Zellmembran. Phosphatidylinositol ist ein Vorläufer für viele verschiedene Signalmoleküle – Kinasen. Ist bei der Übertragung von Signalen im Zellinneren beteiligt.

Phosphatidylinositolbiphosphat – 34853121879

Liegt in der äußeren Membran der Zellen und ist an der Übertragung von hormonellen Signalen im Zellinnenren beteiligt.

Phosphatidsäure – 31489121961

$$\begin{array}{c} \text{O} \\ \| \\ CH_2-O-C-R_1 \\ R_2-\overset{\text{O}}{\underset{}{C}}-O-\overset{}{C}-H \quad \text{O} \\ CH_2-O-\overset{\|}{P}-O^- \\ \underset{}{O^-} \end{array}$$

Ein Zwischenprodukt für die Synthese von Triacylglyceriden und Glycerophospholipiden.

Man muss sich auf dem oberen Symbol der Strukturformel konzentrieren, also auf «O».

Cardiolipin (Diphosphatidylglycerol) – 31854121968

Cardiolipin ist hauptsächlich in der inneren Membran der Mitochondrien und in kleineren Mengen im Surfaktan der Lungen vorhanden.

Sphingophospholipide – 31485121649

Sphingophospholipide (Sphingomyelin) besteht aus Ceramid, dem Rest einer Fettsäure und Cholin oder Ethanolamin.

Sphingomyelin – 53184121961

Sphingomyelin ist Bestandteil der Zellmembranen verschiedener Zellen, meist von Nervenzellen, ein besonders hoher Anteil dieser Stoffe ist in der Myelinhülle der Axone zu finden.

Glycosphyngolipide – 31854821969

Das GlycosphyngolipidMolekül enthält Fettsäuren, Sphingosin und eine Kohlenhydratkomponente.

Glycolipide befinden sich hauptsächlich in den Zellmembranen des Nervengewebes. Die Namen „Cerebroside" und „Ganglioside" deuten auf Gewebe, aus denen sie zum ersten Mal abgesondert wurden.

Cerebroside – 51384121961

Cerebroside enthalten Monosaccharide in ihrem Bestandteil.

Globoside – 38974128968

Haben in ihrem Bestandteil einige Kohlenhydratreste, die mit Ceramid verbunden sind.

Sulfatide – 31487121939

Saure Sphingolipide.

Sulfatide sind in großer Anzahl in der weißen Substanz des Gehirns vorhanden.

Ganglioside – 84968131978

Enthalten einige Kohlenhydratreste, unter denen NAcetylneuraminsäure vorhanden ist.

Sind vor allem in den Ganglienzellen des Nervengewebes enthalten, in Plasmamembranen von vielen Zellen – Erythrozyten, Hepatocyten, Zellen der Milz und anderer Organe. Die Hauptfunktion – die Beteiligung an der Umsetzung von Zellkontakten.

Andere komplexe Lipide

Sulfolipide – 36453121971

Lipide, deren Moleküle über saure Eigenschaften verfügen aufgrund des Vorhandenseins von Sulfogruppen im Molekül.

Im lebenden Körper kommen die Sulfolipide in Form von Salzen vor.

Lipoproteine des Blutplasmas – 48964129871

Das Blutplasma enthält Lipoproteine, welche die Übertragung der Lipide in die Leber und andere Organe gewährleisten. Dies sind komplexe Verbindungen, die man zu zwei Klassen zählen kann – Proteine und Lipide.

Bestandteil der Lipoproteine können freie Fettsäuren sein, sowie neutrale Fette, Phospholipide, Cholesteride.

Lipoproteine hoher Dichte (HDL) – 31854939868

Die Funktion ist der Transport von Cholesterin aus den peripheren Geweben in die Leber.

Lipoproteine niedriger Dichte (LDL) – 63183121971

Die Funktion ist der Transport von Cholesterin, Triacylglyceriden und Phospholipiden von der Leber in die peripheren Gewebe.

Lipoproteine mittlerer Dichte (IDL) – 31750121978

Die Funktion ist der Transport von Cholesterin, Triacylglyceriden und Phospholipiden von der Leber zu den peripheren Geweben.

Lipoproteine mit sehr niedriger Dichte (VLDL) – 18964101981

Die Funktion ist der Transport von Cholesterin, Triacylglyceriden und Phospholipiden von der Leber in die peripheren Gewebe.

Chylomikronen – 31864951879

Transport von Cholesterin und Fettsäuren, die durch Nahrung aufgenommen werden aus dem Darm in die peripheren Gewebe und die Leber.

LIPOIDE – 31754121874

Eine Gruppe organischer Stoffe, die nicht mit Fettsäuren verbunden ist, aber über ähnliche Eigenschaften verfügt – unlöslich in Wasser und löslich in Fett und organischer Lösungsmitteln. Der Großteil der Masse von Lipoiden im menschlichen Körper wird auf Basis von Cholesterol gebildet.

Cholesterol (Cholesterin) – 31831654981

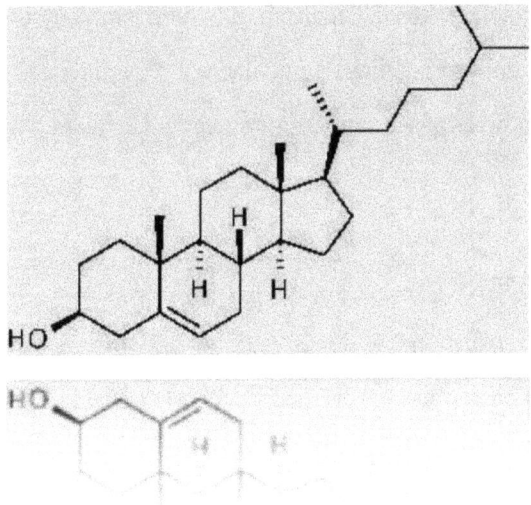

Hat eine Regulatorrolle, hält die Stabilität von Zellmembranen im menschlichen Körper aufrecht. Bei Mangel an Cholesterol in der Zelle ist der Transport durch die Membran sehr erschwert, bei Überschuss von Cholesterol kann es an den Wänden der Gefäße abgelagert werden, als Ergebnis können sich Lipidplaques bilden, was zu Arteriosklerose führt.
Auf Basis von Cholesterol im menschlichen Körper werden Fettsäuren und Steroidhormone synthetisiert (dies sind Hormone der Nebennieren und Sexualhormone, weibliche Östrogene, männliche Androgene).
Auf Basis von Cholesterol werden viele fettlösliche Vitamine synthetisiert, z.B. A, E, K, D.
Man muss sich auf der gesamten Strukturformel und auf deren Reflexion konzentrieren.

Gallensäure – 36484129879

Gallensäuren haben oberflächenaktive Eigenschaften und sind an der Fettverdauung beteiligt, emulgieren diese und machen sie zugänglich für die Wirkung der Pankreaslipase. Gallensäuren sind Derivate von Cholesterol.

Lipidderivate – 14936129831

Fettlösliche Vitamine und Hormone – deren Aufbau und biologische Rolle im Körper wurden weiter oben beschrieben in den entsprechenden Abschnitten.

Desoxyribonukleinsäure (DNS)

Desoxyribonukleinsäure (DNS) — 53184854961

Ein Makromolekül (eines der drei wichtigen, die anderen beiden – RNK und Proteine), das die Speicherung und Übertragung von Generation zu Generation und die Umsetzung des genetischen Programms der Entwicklung und Funktion von lebenden Organismen gewährleistet. Durch Konzentration auf den Zahlenreihen, die der DNS entsprechen, realisiert sich das genetische Programm in Richtung der Gewährleistung des ewigen Lebens.

Die DNS enthält Information über die Struktur verschiedener Arten von RNS und Proteinen. In den menschlichen Zellen befindet sich die DNS im Zellkern und in der Zusammensetzung der Chromosomen.

Durch Konzentration durch die Kraft seines Geistes auf dem Zellkern kann man im Körper eine DNS des ewigen Lebens erschaffen.

Das Molekül der DNS ist ein Biopolymer, dessen Monomer das Nukleotid ist. Jedes Nukleotid besteht aus stickstoffhaltigen Basen, Zucker (Desoxyribose) und einer Phosphatgruppe.

Nukleotide sind untereinander verbunden in langen Poleonukleotidketten.

Für die Gewährleistung der ewigen Entwicklung versuchen Sie, sich regelmäßig auf dem Bereich der inneren Polynukleotidketten und auf dem Außenraum dieses Bereichs gleichzeitig zu konzentrieren.

Diese Ketten verbinden sich in den meisten Fällen paarweise mit Hilfe von Wasserstoffverbindungen zu einer Sekundärstruktur, durch die

Stickstoffbasen, die sich aneinander gemeinsam orientieren. Stärken Sie durch Konzentration diese Wasserstoffverbindungen. Diese zwei langen Ketten sind miteinander verdreht in Form einer Doppelhelix, die durch Wasserstoffverbindungen stabilisiert wird, welche gebildet werden zwischen den zueinander gedrehten Stickstoffbasen der Ketten, die hineinragen. In der Natur ist diese Spirale meist rechtsgedreht.

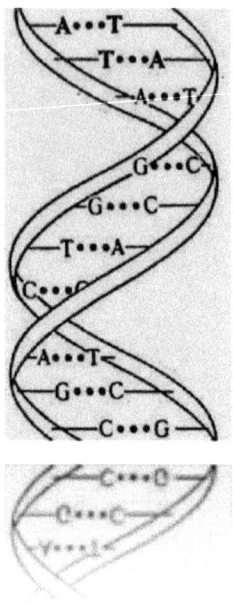

Vergleichen Sie diese in Ihrem Bewusstsein mit einer linksgedrehten Spirale, die Sie sich vorstellen, und Sie werden sehen, worauf man sich mehr konzentrieren muss in der rechtsgedrehten Spirale für die Gewährleistung des ewigen Lebens. Sie können auch durch Konzentrationen auf den Spiralen der DNS in der Zahlenreihe **894791** die Fähigkeiten der steuernden Hellsehfähigkeiten entwickeln, die das ewige

Leben gewährleisten.

Wenn man durch sein Bewusstsein mit der Information der DNS arbeitet, kann man sehen, dass im Monomer der DNS, dem Nukleotid, auf der Stickstoffbase die Information vergangener Ereignisse projiziert wird, auf die Desoxyribose wird die Information der vergangenen und laufenden Ereignisse projiziert und auf die Phosphatgruppe wird die Information zukünftiger Ereignisse projiziert. Wenn man das weiß, kann man durch Willenskraft, die mit der Handlung des Geistes verbunden ist, diese Information ablesen mit dem entsprechenden Teil des Nukleotids und der Handlung der Seele und diese bei Notwendigkeit verbessern in der Richtung der Gewährleistung des ewigen Lebens für alle.

Bei der Durchführung der Handlungen mit gleichzeitig drei Komponenten ist es ausreichend sich einfach dieses Ziel zu setzten und es auszuführen. Man kann sehen, wie das Gewebe der Nukleotide in das Gewebe der Seele übergeht. Dabei gibt es im Bewusstsein einen dynamischen Bereich, wo diese Gewebe sich in der Farbe nicht unterscheiden. Dieser Bereich, wo der Mensch als einziges Ganzes wahrgenommen wird nach dem Vorbild der göttlichen Dreifaltigkeit, und nur der Impuls der Seele, der genau auf die ewige Entwicklung gerichtet ist, erschafft den konkreten Menschen. Das beweist, dass der Mensch nach seiner göttlichen Natur das ewige Leben ausgewählt hat, was ihm ermöglicht hat, in der physischen Welt zu erscheinen. Deshalb ist es genug sich an den beschriebenen Ort im Bewusstsein und dynamischen Raum zu erinnern, um zu verstehen, wie der menschliche Körper erschaffen wird durch die Arbeit der Seele, und es mit der Zeit zu erlernen.

Auf diese Weise wird die Technologie des ewigen Lebens eines konkreten Menschen durch die Erschaffung seines physischen Körpers durch die Handlung der Seele schneller verbreitet. Die Aufgabe, für alle sichere Bedingungen des Lebens auf dem Planeten zu erschaffen für die Garantie der Gewährleistung des ewigen Lebens in der unendlichen Zeit wird erhalten bleiben, aber kann schneller gelöst werden, wenn mehr Menschen da sind, die fähig sind, durch die Handlung der Seele den physischen Körper des Menschen zu erschaffen.

In der DNS gibt es vier Arten von stickstoffhaltigen Basen:

Adenin (A) $C_5H_5N_5$ – 51847121949

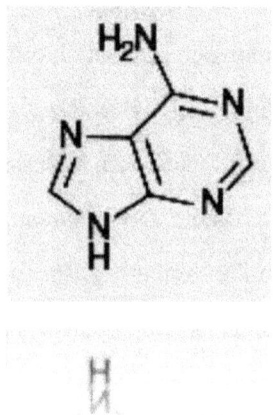

Eine Stickstoffbase, das Aminderivat von Purin. Bei der Konzentration auf dem dritten Symbol der chemischen Formel «**H**» entstehen zukünftige

Ereignisse des ewigen Lebens. Daraus kann man schließen, dass bestimmte Atome der chemischen Elemente, die auf eine bestimmte Art im menschlichen Körper angeordnet sind, die Information zukünftiger Ereignisse aufnehmen, dadurch kann man durch solche Atome die Zukunft verbessern in der Richtung der Gewährleistung des ewigen Lebens. Durch die Atome der chemischen Elemente entsteht die Umwandlung der Information der ganzen Welt in die Information des ewigen Lebens des Menschen. Dabei kann man jedes Element der Ereignisse betrachten wie auf einem eigenartigen Bildschirm, in einem ganz bestimmten Teil des Atoms. Darin liegt das universelle göttliche Paradigma der Weltordnung, das daraus besteht, dass die Mikrowelt auf die Makrowelt Einfluss hat in den Prozessen der ewigen Entwicklung. Das Anwendungselement dieses Wissens ist die Möglichkeit, Vorgänge im menschlichen Körper zu normieren durch die Ausrichtung dieser Prozesse auf die Ewigkeit. Auf diese Weise kann man seinen Blick auf dem Stickstoffatom «N» in der chemischen Formel von Adenin konzentrieren und denken, dass die Informationsverbindungen des Stickstoffatoms in der DNS das ewige Leben gewährleisten sollen und die Gesundung des gesamten Körpers erhalten sollen. Aus dieser Position kann man die Technologie der DNSMedizin bekommen, welche auf Grundlage der Aktivierung einzelner Atome der DNS oder deren Verbindungen nicht nur die Materie des Körpers materialisieren kann, sondern auch Organe regenerieren und aufleben lassen kann. Für die Umsetzung einer solchen Medizin im Leben ist es nötig, dass der MenschOperator, der das Biosignal in den Bereich der Atome der DNS regenerieren kann, oder die Geräte, die die Atome der DNS aktivieren, Lichtenergie verwenden, die die Projektion zukünftiger Ereignisse betrifft. Jedes Element der Realität ist jeden Augenblick in der Wechselwirkung mit Licht aus der Zukunft, und wenn man dieses Licht benutzen kann, kann man daraus die Ewigkeit bilden, die Zukunft für den Menschen mit einer guten Gesundheit. Das ist das Prinzip der Lichtausscheidung des zukünftigen Lichts für die Normierung der Ereignisse, wird verwendet in meinem Werk «Verfahren zur Abwendung von Katastrophen und das Gerät für dessen Realisierung» und ist umgesetzt in den praktischen Resultaten des Normierens der Ereignisse.

Für die Normalisierung der Ereignisse, die Gesundheit eingeschlossen, in der Richtung des ewigen Lebens, kann man sich auf der gesamten chemischen Formel von Adenin (A) konzentrieren, auf dessen Strukturformel und der Reflexion der Strukturformel, die auf dem Bild abgebildet ist.

Guanin (G) $C_5H_5N_5O$ – 51951431981

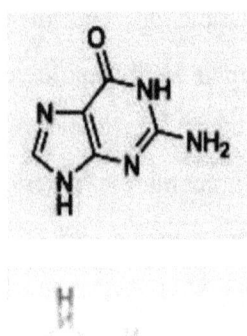

Eine Stickstoffbase, das Aminderivat von Purin. Man muss sich auf der gesamten Strukturformel konzentrieren.

Thymin (T) C₅H₆N₂O₂ – 51489169178

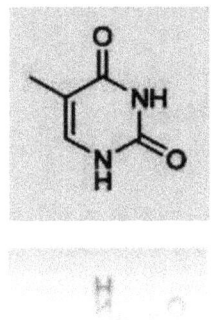

Eine Stickstoffbase, das Aminderivat von Pyrimidin. Man muss sich auf der gesamten Strukturformel und auf deren Reflexion konzentrieren.

Cytosinn (C) C₄H₅N₃O – 84937121984

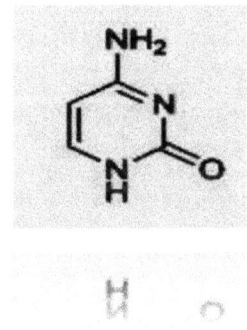

Eine Stickstoffbase, ein Derivat von Pyrimidin.
Eine Stickstoffverbindung einer der Ketten, verbunden mit Stickstoffbasen

einer anderen Kette durch Wasserstoffverbindungen nach dem Prinzip der **Komplementarität**:

Adenin verbindet sich nur mit **Thymin: A (A) – T (T)**

Guanin nur mit **Cytosin: G(G) – C (C)**

Eine solche Reihenfolge der Nukleotide ermöglicht es, die nötige Information zu «codieren».

Wenn man geistige Konzentrationen durchführt nach der angegebenen Reihenfolge der Nukleotide durch die visuelle Wahrnehmung des strukturellen Schemas mit dem Ziel des ewigen Lebens und die Zahl **91589** auf dem Schema anführt, kann man die physische Materie des Menschen erschaffen oder normieren. Auf der geistigen Ebene wird die Erinnerung genau sein mit so einer Praktik, und derselbe Algorithmus der Erschaffung und Normierung der physischen Materie des Menschen für alle wird sich im kollektiven Bewusstsein manifestieren.

Dies wird ermöglichen, jede zukünftige Erschaffung oder Normierung der Materie des Menschen mit dem Ziel der Wiederherstellung der Gesundheit, der Gewährleistung des ewigen Lebens schneller und einfacher durchzuführen.

Uracil $C_4H_4N_2O_2$ – 51647189849

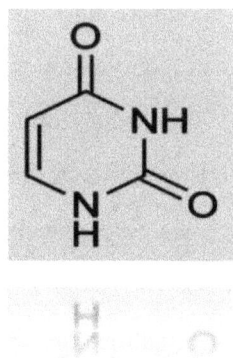

Noch eine Stickstoffbase, ein Pyrimidinderivat, das nicht in der DNS vorkommt, aber Bestandteil der RNS ist, bindet sich durch Wasserstoffbindungen mit Adenin und ersetzt hier das Thymin: **A – U**. Ribonukleinsäure (RNS) – eine der drei großen Makromoleküle, die in den Zellen aller lebenden Organismen enthalten sind. RNS ist unmittelbar beteiligt an der Synthese von Eiweißen im Körper, durch Lesen und Übertragen der codierten Information in der DNS in die entsprechenden Bereiche der Zelle. Durch Konzentration auf der Zahlenreihe **298641** kann man mit Hilfe der RNS die Information der systemischen Gewährleistung des ewigen Lebens des Menschen in die Zellen übertragen. RNS wird zum Element, das es erlaubt, immer die Norm der Ereignisse und Gesundheit zu erreichen, wenn man die Zahlen **29164878** zur Information über sie in seinen Gedanken hinzufügt. Für das Erreichen der Norm der Gesundheit kann man sich die Information der RNS in Form einer zylindrischen Form vorstellen und sich in der zylindrischen Form die Information der Zahlenreihe **29164878** vorstellen. Dann müssen sich diese beiden Zylinder im Raum Ihres Denkens am Ansatz so berühren, dass ein Zylinder mit doppelter Höhe entsteht. Dabei muss man sich vorstellen, dass alle Handlungen sich verwirklichen, wenn die Zylinder horizontal ausgerichtet sind. Für die Erreichung der Norm der Ereignisse stellen Sie sich noch einen Zylinder vor, der vertikal nach oben erscheint im Bereich der Berührung der anderen beiden Zylinder. Das Licht, das aus dem Bereich der Kreuzung der drei zylindrischen Informationsformen kommt, wird die Norm zukünftiger Ereignisse sein. Des Weiteren muss man gedanklich dieses Licht in Richtung Ihres Körpers richten und einige Zeit lang visuell beobachten, wie Sie auch Ihre Gedanken visuell wahrnehmen, dass dieses Licht von Ihrem Körper aufgenommen wird. Die Wasserstoffbindungen, mit deren Hilfe sich Stickstoffbasen der einen

DNSKette sich mit anderen Stickstoffbasen einer anderen DNSKette verbinden, sind nicht sehr stabil, deshalb kann man sie leicht auftrennen und leicht wieder herstellen. Die Ketten der Doppelkette der DNS können wie ein Reißverschluss auseinander gehen unter Einwirkung des Enzyms Helikase. Helikasen sind eine Klasse der Enzyme, proteinhaltige Moleküle, die die Doppelhelix des DNSMoleküls aufspalten während der Replikation – Kopieren der genetischen Information. Mit der Zahlenreihe **291648719398** kann man die Wirkung der Helikase normieren in Richtung des ewigen Lebens und indirekt über Wasserstoffbindungen die Entwicklung von dynamischen Prozessen der Makrowelt bekommen in dem Bereich der Norm der ewigen Entwicklung, z.B.: der Gefahr entgegenwirken, dass der Körper auf die Erde fällt. Durch die Verwendung einer solchen Reihe kann man sich auch vor für den Menschen schädlichen Felder und Strahlung schützen.

DNS befindet sich im Kern der Zelle, ist die Hauptkomponente der Chromosomen. Durch die Zahlenreihe **298741** kann man durch die Chromosomen den Zellkern in den Bereich der Information der Ewigkeit richten und dadurch fördern, dass der Mensch aus ewigen Zellen bestehen wird und im allgemeinen Sinne aus ewiger Materie.

In jeder Zelle des Menschen gibt es 23 Paare von linearen Chromosomen. Durch Konzentration auf dem 18. und 19. Paar der linearen Chromosomen realisieren Sie das ewige Leben des Menschen, sich selbst inbegriffen. Das 23. Chromosomenpaar – das sind zwei spezielle Chromosomen: X und Y. Sie bestimmen das Geschlecht des Menschen. Frauen haben ein Paar von XChromosomen – XX, Männer X und Y – XY. Betrachten Sie die folgende Zahlenreihe nach dem X und Y Chromosom: X Y **9847813194**. Bei der Wahrnehmung der Reihe kann man die Dynamik der Information nach dem Herzschlag fühlen und durch diese Information kann man in Kontakt treten mit dem Kind, das geboren werden kann, aber noch nicht angekündigt ist. Es erfolgt die Projektion zukünftiger Ereignisse auf die Gegenwart und man kann gleichzeitig die Handlung Gottes an der Geburt des Kindes wahrnehmen. So kann man sich auf die Geburt des Kindes vorbereiten und die individuellen Fähigkeiten und Ziele des Kindes bedenken, und man kann dem Kind schneller Information übergeben, die ihm das ewige Leben gewährleisten wird. Ab einer bestimmten Periode der Entwicklung der Menschheit, wenn das ewige Leben der Menschen zur Norm wird, wird die Realisierung der Gewährleistung des ewigen Lebens direkt an das angedachte Kind durch das kollektive Bewusstsein weitergegeben werden. Bis zu dieser Zeit muss man gezielt dem zukünftigen Kind die Information weitergeben, die ihm das ewige Leben gewährleistet.

Wenn Sie gedanklich das Chromosomenpaar XX annähern, das das weibliche Geschlecht des Kindes bestimmt, und das Chromosomenpaar XY, das das männliche Geschlecht des Kindes bestimmt, und dann sich aus einiger Entfernung die Zahlenreihe 8888 vorstellen, dann können Sie die Information Gottes darüber wahrnehmen, dass der Mensch der Urheber der ewig Lebenden ist und für das ewige Leben, dass die Liebe die Ewigkeit der Welt erschafft. Auf der logischen Ebene kann man das durch die einfache Beziehung der Information verstehen: die Ewigkeit der umgebenden Welt aus Sicht des harmonischen Gleichgewichts verbindet sich mit dem ewigen Menschen. Das kann man auch dadurch erklären, dass wenn wenigstens ein Bereich der Ewigkeit existiert, zu dem man die umgebende Welt zählen kann, werden alle anderen Bereiche, die alle anderen Objekte beinhalten, auch ewig werden und anfangs die Eigenschaften der Ewigkeit haben. Die Ewigkeit Gottes und der Welt bedeutet, dass die Zeit der Entwicklung unendlich ist. Es ist klar, dass bei der ewigen Entwicklung die Ewigkeit des Lebens des Menschen erreichbar ist und der Rückwärtsstrahl der Zeit dieses Ereignisses in jeder vergangenen Zeit vorhanden ist. D.h. die Ewigkeit des Menschen ist in jeder Zeit erreichbar. Die auf dieser Logik aufgebauten Beweise der Erreichbarkeit des ewigen Lebens nach dem Prinzip der Korrealität der einseitig gerichteten Objekte der Information ermöglichen es zu verstehen, dass genetische Information alles enthält, was notwendig ist für das Erreichen des ewigen Lebens des Menschen und aller Menschen. In der DNS ist genetische Information codiert über die Struktur verschiedener Biopolymere – Moleküle, aus denen die Zellen des Menschen bestehen. Diese BiopolymereMoleküle kann man teilen in Träger der Information der Zukunft, Gegenwart und Vergangenheit. Wenn man den Aufbau der Information in Form der ewigen Zukunft durch Konzentration auf der Reihe **894781** benutzt, kann man erreichen, dass dieser Aufbau so einen Zustand der laufenden Information bestimmt, dass dieser Zustand ewig die Norm der Gesundheit und Ereignisse beim

Menschen organisiert.

Diese Methode ist deshalb gut, weil man nur durch Konzentration den genauen Mechanismus des ewigen Lebens mit vielen Verkettungen annehmen kann und gleichzeitig funktioniert dieser Mechanismus autonom. Die Synthese von Eiweißen, deren Aufbau abhängig ist von der Zusammensetzung und Reihenfolge ihrer Aminosäuren, wird eben auf Grundlage der Basis der Codierung der Information der DNS bestimmt. Die Zahlenreihe, die es ermöglicht, die Synthese von Eiweißen ewig zu machen ist folgende: **28947138948**. Der Prozess des Lesens dieser Information (Transkription) wird durch Synthese des Informationsmoleküls RNS (MessengerRNS) durch das Enzym – RNSPolymerase bestimmt. Das Informationsmolekül der RNS hat eine hohe Aktivität bei der Notwendigkeit schneller Wiederherstellungsprozesse und bei Notwendigkeit der Informationsgewinnung über die Außenwelt. Für die Benutzung dieser Aktivität muss man sich das Informationsmolekül RNS in Form von zwei Sphären weißer Farbe, die sich überschneiden, vorstellen. Bei der Vorstellung der Zahlen **284312** auf der Oberfläche dieser Sphären entsteht eine schnelle Gesundung des Körpers. Für die Informationsgewinnung über die Außenwelt kann man gedanklich diese beiden Sphären verbinden, die die Reihen enthalten, mit der weißen Sphäre, die auf der Oberfläche die Zahlenreihe **598** enthält. So kann man sich vor unnötigen Ereignissen schützen und die notwendigen Ereignisse formen.

Es geht darum, dass für jede Aminosäure, die Bestandteil von Eiweißen ist, eine bestimmte Reihenfolge von drei Nukleotiden in dem DNSMolekül existiert (Triplets). Wenn man gedanklich die Zahlenreihe **328648** auf den Triplets fixiert, kann man die Ereignisse des ewigen Lebens durch mehr Reserve gewährleisten, wenn diese Ereignisse, die das ewige Leben gewährleisten, sich ohne Schwierigkeiten realisieren. Aus den vier Nukleotiden kann man 64 Triplets erschaffen – Codone. Wenn man sich 65 TripletsCodon vorstellt, kann man sehen, dass die ewige Zukunft steuerbar ist in Richtung der Erreichung des ewigen Lebens einfach nur durch Gedanken und Wahrnehmung. Die Entwicklung des Geistes und der Seele zur Erreichung des ewigen Lebens geschieht dabei sehr schnell. Es reicht aus, gedanklich die unendliche Zukunft des Menschen zu vereinen, die das ewige Leben des Menschen beinhaltet, mit den 64 TripletsCodone durch das gegebene 65. TripletCodon, und Sie machen die genetische Information des Menschen ewig, wodurch Sie für ihn das ewige Leben gewährleisten und ebenso den Schutz vor Mutationen in der Zeit. Die Reihenfolge der Triplets auf dem DNSStrang wird als genetischer Code bezeichnet. Wenn man sich auf dem Bereich der Information konzentriert, die dem genetischen Code entspricht, im Raum des Denkens und gleichzeitig auf der Zahlenreihe **591**, kann man den Prozess der Erschaffung durch den Geist und die Seele des physischen Körpers des Menschen verstehen, was sicherlich das ewige Leben für den Menschen gewährleistet, der diesen Prozess kennt und als Folge das ewige Leben für die ganze Menschheit gewährleistet.

In unserer Zeit sind die TripletsCodone für alle 20 Aminosäuren durch wissenschaftliche Methoden decodiert. Einer Aminosäure können einige Triplets entsprechen, aber jedes Triplet entspricht nur einer Aminosäure, d.h. die Lesung der Information geht sehr genau vor sich und dementsprechend kann man den physischen Körper des Menschen sehr genau erschaffen, durch Anwendung der Prinzipien, die in den Konzentrationen auf Zahlen enthalten sind oder durch die Konzentrationen selbst (G – Guanin, A – Adenin, C – Cytosin, U – Uracil):

Glyzin — GGA, GGG, GGU, GGC – 59164871898.

Alanin — GCA, GCG, GCU, GCC – 31984121947.

Serin — AGU, AGC, UCA, UCG, UCU, UCC – 89841421961.

Threonin — ACA, ACG, ACU, ACC – 48864131981.

Cystein — UGU, UGC – 71879131841.

Methionin — AUG – 51964131874.

Valin — GUA, GUG, GUU, GUC – 36484178901.

Leucin — UUA, UUG, CUA, CUG, CUU, CUC – 59864878801.

Isoleucin — AUA, AUU, AUC – 57464178139.

Phenylalanin — UUU, UUC – 79906149851.

Thyrosin — UAU, UAC – 51864871906.

Tryptophan — UGG – 38806478132.

Prolin — CCA, CCG, CCU, CCC – 54826124819.

Histidin — CAU, CAC – 36171849842.

Lysin — AAA, AAG – 58142168171.

Arginin — AGA, AGG, CGA, CGG, CGU, CGC – 39384831349.

Asparaginsäure — GAU, GAC – 51964801964.

Glutaminsäure — GAA, GAG – 45181121874.

Asparagin — AAU, AAC – 39121981141.

Glutamin — CAA, CAG – 39721849871.

Durch Benutzung einer starken Computertechnologie mit deren Hilfe man eine Strahlung der Signale hervorrufen kann, die ähnlich sind dem, was der Mensch regenerieren kann, die Wiederherstellung der Materie des Menschen kann in naher Zukunft geschehen. Die Zahlenreihen in diesem Buch können für die Erschaffung und Arbeit solcher Vorrichtungen genutzt werden. Aber es ist immer von Bedeutung, dass der Mensch das nur durch Anwendung durch sein Bewusstsein ausführen kann. Und wir reden hier über die Wiederherstellung der Materie des Menschen, der von anderen Menschen konzipiert wurde.

In einem DNSMolekül kann die Information für die Synthese mehrerer Proteine codiert sein. Der Bereich der DNS, auf dem nur ein Protein codiert ist, wird Genom genannt. Wenn man sich auf den Bereich der Information konzentriert, der dem Genom entspricht, und auf dem inneren Punkt derselben Information, und dann auf der Zahl **898871**, kann man das ewige Leben sogar durch seltene Konzentrationen gewährleisten. Die Gene sind in der DNSKette durch bestimmte Triplets getrennt, die keiner Aminosäure entsprechen, sondern bestimmte Symbole sind, die den Anfang und das Ende der Synthese des Eiweißes bedeuten – **UGA, UAG, UAA.**

Die Proteinsynthese (Translation) wird auf Ribosomen durchgeführt.

Man kann sich auf dem Bereich der Information konzentrieren, die im Raum des Geistes und der Gedanken dem Ribosom entspricht, und auf dem Bereich der Information, die von dem immer entfernt ist. Zwischen diesen beiden Bereichen kann man sich die Zahlenreihe **48871931748** vorstellen. Dann kann man den Mechanismus der Er-schaffung der Zahlenreihen verstehen, die Konzentration auf ihnen sichert das ewige Leben für alle. Diesen Mechanismus der Erschaf-fung der Reihen kann man benutzen, wenn man dringend eine Reihe zur Steuerung der Situation erhalten möchte. Ribosome, die sich entlang der mRNS bewegen, lesen den Code der Tripletts und fügen Schritt für Schritt Aminosäuren zu dem sich aufbauenden Proteinmo-lekül hinzu. Aminosäuren liefern Transfer-RNS zu den Ribosomen – tRNS.

An der Synthese von Eiweiß nimmt ein großer Teil von Enzy-men teil, im Prozess der Synthese wird Energie verbraucht. Die Ener-gie kann man wieder herstellen mit Hilfe der Zahlenreihe **49189**. Das Eiweiß kommt anschließend in die Kanäle des endoplasmatischen Retikulums, wo es zu bestimmten Teilen der Zelle transportiert wird.

Für das Wachstum und Funktion des Körpers braucht man den ständigen Prozess der Zellteilung. Damit die neuen Zellen komplett dem Aufbau entsprechen, der in den Genen codiert ist, ist es notwen-dig, dass die DNS sich vor der Zellteilung verdoppelt, und jede Zelle ihren eigenen Satz von DNS-Molekülen enthält. Dieser Prozess nennt sich – DNS-Replikation. Die Normierung der Replikation der DNS in Richtung der Gewährlei-stung des ewigen Lebens geht durch die Zahlenreihe **6418498989**.

ONLINE-SHOP
WWW.SVET-CENTRE.COM

"LIEBER LESER, WOLLEN SIE MEHR ERFAHREN ÜBER DAS WISSEN UND DIE METHODEN DER RUSSISCHEN HEILKUNST ODER DER MODERNSTEN PHYSIK? WIR PUBLIZIEREN LAUFEND NEUE ÜBERSETZUNGEN AUS DEM EINMALIGEN WISSENSSCHATZ VON GIGORI GRABOVOI UND ANDEREN NAMHAFTEN AUTOREN.

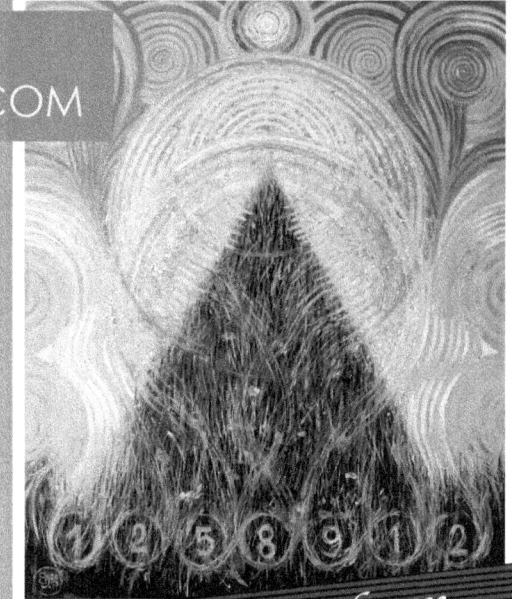

Abonnieren Sie unseren kostenlosen
NEWSLETTER
UND ERHALTEN SIE INTERESSANTE ANGEBOTE

Anmeldung über
www.svet-centre.com

oder per email:
news@svet-centre.com

Immer aktuell und ganz persönlich informiert
Mit dem www.svet-centre.com-Newsletter informieren wir Sie regelmäßig per E-Mail über unsere aktuellen Angebote, Seminare, Webinare, Workshops und weitere interessante Themen. Völlig kostenlos und unverbindlich.

SEMINARE IN HAMBURG
(DIREKT IM SVET ZENTRUM) www.svet-centre.com

WEITERE SEMINARE
(DEUTSCHLAND/ ÖSTERREICH/ SCHWEIZ/ EUROPE/ETC.)
WWW.SVET-CENTRE.COM

AKTUELLE WEBINARE/ ONLINE-SEMINARE/DVD´S/CD´S
WWW.SVET-CENTRE.COM

Die Steuerung. Die Konzentration. Das Denken.

In dieser Lehre als Element der Steuerung tritt an erste Stelle die Aufgabe der Rettung Aller durch die Technologie der Nutzung verschiedener Elemente der Steuerung auf: die Seele, der Geist, das Bewusstsein, der physische Körper und so weiter.

Diese Lehre begreifend, kann jeder Mensch der Herr seines Schicksals werden. Der angebotene Kurs des Seminars schließt verschiedene Methoden der Steuerung der Ereignisse, des eigenen Lebens (Innere und Äußere Ereignisse) ein, wohin auch die Wiederherstellung der Gesundheit eingeht, zulassend, das eigene Bewusstsein auszudehnen und zu lernen, die uns umgebende Realität zu steuern.

Wir möchten klarstellen, dass die Methoden der Konzentrationen des Bewusstseins eben als Methoden der Konzentrationen gibt, und nicht der Meditationen. Der Unterschied besteht im Folgenden: bei bestimmten Meditation ist es erforderlich, den Prozess des Denkens abzuschalten und, zu versuchen sich im umgebenden Raum aufzulösen und mit ihm zu verschmelzen, und die Konzentrationen nach unseren Methoden vermuten gerade das Vorhandensein während der Konzentrationen des Prozesses des Denkens, aber nur des richtigen Denkens und durch das Denken, durch die Konzentration auf der Aufgabe, an der Sie arbeiten, wird eben das Ziel der Steuerung erreicht. Die Einstellung während der Arbeitszeit an seinen Aufgaben auf das allgemeine Wohl beschleunigt den Prozess der Errungenschaft des Ergebnisses. Das richtige Denken bedeutet in jeder unserer Handlungen, in jeder Situation die grenzenlose Liebe Gottes zu uns zu sehen. Erinnern Sie sich! Alles was gemacht wird, geschieht zum Besten. Wenn wir beginnen werden, zu verstehen, dass alle Ereignisse im Leben zu einem bestimmten Ziel geschehen, wobei im globalen Maßstab gibt es nur ein einziges Ziel — unsere ewige Entwicklung, so werden wir verstehen, dass alles und immer zu unserem Besten geschieht, da in jeder unserer Handlung die Handlung des Schöpfers anwesend ist. Und die Handlung Gottes ist Seine Liebe, die persönlich zu jedem und zu Allen zusammen gerichtet ist. Die Anwesenheit der Liebe Gottes in jedem Ereignis lässt maximal zu, die möglichen negativen Folgen unsere nicht schöpferischen Handlungen (negative Gedanken, Wörter, Gefühle, Emotionen) zu minimieren. Eben so kann man die Empfehlung entziffern: Danken Sie Gott für alles Gute und Schlechte. In schwersten Minuten unseres Lebens trägt Er uns auf seinen Händen. Wenn man das Niveau der Entwicklung unseres Bewusstseins berücksichtigt, so sind alle ungünstigen Ereignisse, einschließlich die Krankheiten- Lehren, die wir mit Ihnen für die Strukturierung unseres Bewusstseins und der erfolgreichen Realisierung der Aufgabe Gottes — der ewigen harmonischen Entwicklung des Menschen und der ganzen ihn umgebenden Realität durchgehen müssen.

Vorträge:

Die Ausbildung auf den Seminaren und Vorlesungen erfolgt nicht nur verbal über Worte und deren Inhalt, sondern auch auf der Ebene der Seele. Das, was der Mensch auf der Ebene des Bewusstseins nicht versteht, versteht er auf der Ebene der Seele. Die Seele nimmt das Wissen wahr und zeigt es später als Ergebnis auf der physischen Ebene. Das heißt, dem Menschen braucht man bei dieser Methodik nur zu erklären, wie etwas geschieht und auf der Ebene der geistigen Strukturen wird es zum inneren Wissen.

Das Licht des Wissens nimmt jeder Mensch wahr, unabhängig von seinem Bewusstsein. Mit diesem Wissen und den Methoden zur Anwendung kann jeder Mensch sich selbst und Anderen helfen Gesundheit wiederzuerlangen und Ereignisse zu harmonisieren.

Seit 2000 arbeiten wir praktisch mit dieser Lehre, entwickeln sie und uns weiter und vermitteln ständig alle Erkenntnisse an interessierte Menschen. Alle Methoden und Techniken sind durch persönliche Erfahrungen geprüft und bestätigt. Wir stehen auch in Verbindung mit den Instituten in Russland, um neue Erkenntnisse in unsere Arbeit zu integrieren.